篠浦伸禎 著
都立駒込病院
脳神経外科部長

脳の働きと免疫力

最強の食・体・脳の使い方

国書刊行会

はじめに

脳から見た新型コロナ禍とその後

二〇二〇年二月から日本でも始まった新型コロナウイルス（以下新型コロナ）の感染拡大による騒動は、二〇二一年一二月の今も完全に収束するまでには至っておらず、新たな変異株「オミクロン株」の拡大も懸念されています。この二年の歳月、日本全体が医療や経済の面で大きなダメージを受けていることは、皆さんもご存じの通りです。

私は脳外科医であり、感染症の最前線で新型コロナを治療している都立駒込病院・癌感染症センターに勤務しています。感染病棟の最前線で働いているというよりは、院内で最前線の情報に接して、その影響を直接的であれ間接的であれ受けている医師の一人です。いわば新型コロナ禍の様相を横から見ている立場の医師といえるでしょう。そして、そのような立ち位置であればこそ、完全に新型コロナ騒動の渦中に巻き込まれずに、ある意味、俯瞰して冷静に新型コロナの問題を見ることができているといってもいいかもしれません。当事者では持ちにくい全く別の視点から新型コロナ問題の本質を見つめ、それを基に考察することもできると思います。

特に、私は脳の使い方からの視点で多くの本を書いてきており、脳から解析することが、物事の本質に迫り、解決策を見出すための最善の方法であると考えて行動してきました。そういう意味でも、脳から新型コロナ問題を考えることは、この問題の解決を一刻も早くと願っている皆様のお役に立てるのではないかと思い、この本を書くことにしました。

今回の新型コロナ禍に対して、マスメディア、専門家、知識人から様々な意見が出て、何が正しいのか、多くの人が迷っているのではないでしょうか。多種多様な意見を見ていて私が感じるのは、新型コロナに対する考え方は、その人の脳の使い方の踏み絵であるということです。

その点を踏まえて考察しないと、様々な意見に振り回されて右往左往するだけの人になり、今回の新型コロナ問題に適切に対処することが難しくなります。つまり、脳の使い方の視点で様々な意見を整理し、何が本質であるかを見抜くことが必要となります。それができる人が、このきわめてやっかいな新型コロナ禍を生き延び、幸せに生きていくことにつながると思います。

この本では、前半で脳の使い方から見た新型コロナ問題の解析、後半で具体的な解決法と、コロナ後を見据えた生き方の提案をしたいと考えています。

各章で詳細に述べますが、重要なポイントは、社会全体で行われている感染を防ぐ方策も確かに大事ですが、新型コロナの性質上、感染を完璧に防ぐことはできないということです。感染を防ぐために一生家に引きこもれば、当然社会生活は営めません。現在の対策、すなわち感染経路をなるべく断つということをやりつつ、それと平行して、たとえ感染しても発症、重症化させないようにする、ということもやるべきだということです。

残念ながら、後者に重点を置いて書かれた本は今のところ少ないようです。しかし、両者を平行してやることで、新型コロナに対する不安感はだいぶ軽減されることでしょう。

脳の使い方の項でふれますが、新型コロナが健康を害する大きな要因は、強い病原性というよりは、強い感染性に対する不安感です。

多くの人が指摘してきたことですが、新型コロナ感染が流行しはじめた当初、新型コロナに対する強い不安感、恐怖心がマスメディアによって掻き立てられ、これが多くの人の健康を害してしまったと私は感じています。いずれ明らかになると思いますが、強い不安感は、新型コロナが直接的に健康に与える被害よりも大きな被害を、多くの人の健康に与えていくでしょう。

私の外来に通っている何人ものお年寄りの患者さんが、外来でお会いするたびに弱っていき、歩けなくなって、外来に来られなくなったのを目の当たりにしてきました。報道にあるように、新型コロナ禍が原因と思われる中高年や若者の自殺者や鬱病が急増しています。多くの企業の売り上げが落ち、はては倒産し、それがひいては人々の健康を害していくことは明白です。

新型コロナ対策と経済は両立しないといわれています。新型コロナへの対策を強化して人々の活動を制限すると、経済は立ち行かなくなります。経済を回そうとすると、人々の移動が活発になるため新型コロナの感染が広がり、それが医療崩壊につながり、新型コロナ以外の癌などの重篤な病気に病院は対応できなくなります。

では、新型コロナが収束するまではこのような二律背反の状況が続き、出口がないのでしょうか。解決策は見いだせるのでしょうか。その一つの答えとして、たとえ感染しても重症化させないという対策をしっかりやることが、唯一の出口になると私は考えています。

重症化を防ぐカギは生活習慣病を治すこと

私は、志を同じくする仲間達と、この五年間、生活習慣病を減らすために予防医療に取り組んできました。食・体・脳の使い方（心の持ちよう）を改善することで、癌や心臓病、脳卒中などの生活習慣病を減らし、人々が死ぬまで健康で幸せに生きてほしいという理念の基に、セミナーや相談会を開いてきました。

そうした中で、この新型コロナ問題に関してはっきりわかってきたことがあります。それは、感染して重症化する人は、生活習慣病を持っている人がほとんどであるという事実です。

ということは、新型コロナに感染しても重症化させないためには、生活習慣病にならない、もしくは、まず生活習慣病を治してしまうことです。そのために、我々のやってきた予防医療を日頃から実践し、生活習慣病にならない、あるいは改善させることが、実は新型コロナにたとえ感染しても、重症化を防ぐのに大きく役立つということになります。

新型コロナに感染して発症、重症化するかどうかは、ウイルスの毒性と自分の免疫力のバランスで決まります。予防医療は免疫力を上げるので、比較的弱毒である新型コロナに関して、強毒な他のウイルス、たとえばＳＡＲＳ、ＭＥＲＳに対する以上に有効だと考えられます。

新型コロナ禍をきっかけにして、重症化を防ぐために予防医療を日頃から実践し、国民全体が生活習慣病を防ぐ方向に行くと、医療全体にも大きなプラスになることは間違いありません。生活習慣病が減ることで、右肩上がりに伸びている日本の医療費が大きく減るはずです。そうすれば、国家予算をより国民を幸せにする政策に振り分けることができます。

これは、新型コロナ禍というピンチを、日本国民の幸せというチャンスに変える大きな方向転換になるでしょう。どんなつらい出来事でも、必ず何らかの、我々を教え導くような意味があるとよくいわれます。新型コロナの存在が我々に教える意味は、今こそ予防医療を実践しなさいという意味ではないかと私は感じています。

予防医療とは、新型コロナを敵とみなして極力遠ざけようという二元論の世界ではなくて、自分の自然治癒力を高めて、新型コロナと共生しようという一元論の世界です。もっといえば、目に見える物だけを扱う医療ではなく、目に見えない世界も含めてトータルで生命力をあげようとする医療です。

今後、新型コロナのような新しいウイルスのパンデミックは、頻繁に起るだろうといわれています。そのたびに国民が疲弊していてはたまりません。たとえパンデミックが起こっても、それをバネにして国民がストレスを乗り越え、最終的に幸せになることこそが重要なのです。

そのための必須条件として、予防医療で自分の健康を高め、オミクロン株のような変異株が出現しようと、そして新型コロナに限らずどんな感染症がきても、それを乗り越える体にしておくことです。そうすることで、日本人一人ひとりが不安をいだくことなく、自分の与えられた役割に全力で取り組むことができ、ひいては幸せに人生を送る事ができるようになるのだと、私は確信しています。

篠浦伸禎

目次

2章 免疫力を強くする「統合医療」実践篇

3章 「脳活」して、アフターコロナを健康に生きる

1章

病気に強い脳の使い方

■新型コロナと感染症について考える

これまでの感染症とどう違うのか

新型コロナに関して、感染症を専門としている医師を中心に、非常に怖い病気だとの話を、テレビなどの大手メディアの情報からよく耳にするかと思います。一方で、医者を含めた様々な識者から、日本は欧米に比べて死者は何十分の一と少なく、メディアが大騒ぎすることではない、致死率からみてインフルエンザなみの単なる風邪の一種であると主張する人もいて、全く異なる見解もお聞きします。では医学的にいって本当のところはどうなのでしょうか。

流行が始まって約二年経った今の時点での新型コロナの実相を、インフルエンザと比較しながら見てみましょう。

厚生労働省の人口動態調査によると、インフルエンザの死亡者数は、二〇一九年に三五七五人となっています。これはインフルエンザが直接の原因になった人だけの数字です。直接的または生活習慣病の悪化などの、間接的にインフルエンザの流行によって生じた死亡を推計した超過死亡という概念でみると、インフルエンザの年間死亡者数は毎年約一万人になるといわれています。また、インフルエンザの感染者は毎年一千万人を超えています。

一方、新型コロナの死亡者数は、二〇二〇年二月に初めて死亡者が確認されてから、二〇二一年一二月時点の累計で一万八千人を超えています（「NHK新型コロナ特設サイト」のまとめ」）。このうち二〇二一年に入ってから八月までの死亡者数が一万人以上となっており、今年になって急増していることがわかります。新型コロナの感染確認者数は一二月現在で一七二万人以上となっており、感染者数に関してはインフルエンザよりは多くないといえます。

特に日本において、新型コロナは他のウイルス性の病気であるエボラ出血熱、MERS、SARSほど致死率は高くありませんが、WHOによる中国での感染者の調査で、新型コロナウイルスにおける八〇歳以上の致死率は二一・九％にも上るという結果が出ています。また、厚生労働省「新型コロナウイルス感染症の〝いま〟に関する11の知識（二〇二一年八月版）」によると、日本における新型コロナと診断された人のうち死亡する割合は、五〇歳代以下が〇・〇六％、六〇歳代以上で五・七％とされています。

季節性のインフルエンザの致死率は〇・一％程度（二〇〇九年の新型インフルエンザの場合は〇・〇一％程度）とされているので、新型コロナウイルスの致死率は、インフルエンザよりも高いということになります。

新型コロナウイルスとインフルエンザの違いとして、医療崩壊の問題があります。

新型コロナは重症化した場合、人工呼吸器を使用した治療が必要となります。感染者および重症者が急激に増えれば、病床の不足や人工呼吸器などの医療物資が不足し、治療をすることができない事態が生じて、医療崩壊が現実のものとなります。そのことで致死率が高まる恐れもあります。

インフルエンザではそういう医療崩壊が起こることはなく、感染しても検査や医療を十分に受けることができますので、新型コロナで起こっているような、自宅療養中に治療が受けられずに死亡するということは、インフルエンザではまず考えられません。

新型コロナは、現在のところ決定的な治療法が確立していない未知のウイルスであり、オミクロン株のような変異株が次々と現れて、医療を急激にひっ迫させます。重篤な他の病気の治療や手術ができなくなっていることも大きな問題です。少なくとも、新型コロナに対しては過度の危険視はよくありませんが、正しく恐れ、適切に対処していくことが必要だと思われます。

重症化する人・しない人

新型コロナが人々に怖い病気だと思わせる理由が二つあります。一つめの理由は、一部の感染者の中で急激に重症化して死亡する人がいることです。それが新型コロナは単なる風邪ではないという印象を人々に与える原因となっています。

二つめの理由として、この病気をやっかいな存在にしているのは、感染力が今までの風邪に比べてかなり高いということです（「Arons etl al. 2020」）。これが、この病気の対策を難しくしており、見えない敵と戦っている恐怖を人々に与えている大きな要因となっています。そのあたりを医学的に少し詳しく述べてみます。

まず、新型コロナで重症化しやすい人は、わずかな例外を除いて、高齢者で生活習慣病を持っている人であるという顕著な傾向がみられます。

米国の疾病対策センター（ＣＤＣ）が、重症化する可能性の高い基礎疾患として、肥満（ＢＭＩが三〇以上）、糖尿病、心不全、冠動脈疾患、心筋症などの重篤な心疾患、慢性閉塞性肺疾患、慢性腎臓病などを挙げています（「CDC updates、2020.6.25」）。そして、たとえ高齢者ではなくても、基礎疾患を持っている人は重症化しやすいと報告されています。

その理由に関しては、感染によってもともと持っていた生活習慣病が悪化し、重症化につながることが一つの原因だと考えられます。

別の理由として、次のような新型コロナの感染様式に関係しているといわれています。

新型コロナはアンギオテンシンインベルターゼ２（ＡＣＥ２）受容体を介して細胞内に進入します。ＡＣＥ２は、アンギオテンシン11をアンギオテンシン１－７ポリペプチドに分離でき、心臓の保護、血管拡張、成長への抵抗と増殖への抵抗などの作用がある受容体になります。

ＡＣＥ２は、ほとんどすべての組織で普遍的に発現されています。特に、血管、消化器、呼吸器、排せつ系、生殖系で高い発現が確認されています。そのため、感染すると全身の血栓症になったり、重症の肺炎を引き起こしたり、腸内細菌にダメージを与える可能性があり、そうなると重症化につながります。

脳に関して報告されていることとして、扁桃体、大脳皮質、橋や延髄などの脳幹で高い発現が見られています（「Lukiw et al. 2020」）。そのため、脳梗塞、ギランバレー症候群、脳炎、けいれんなどの重篤な脳神経系の合併症を起こし、それが重症化に結び付きます（「Malik et al., 2020, Lei et al., 」）。

また、脳神経系の合併症を起こすことで、たとえ回復しても後遺症に悩まされることになることも指摘されています。

では感染した人のうち、どのくらいの割合で症状が出現するのでしょうか。

現時点でわかっていることは、感染した八割の人は症状が出ませんが、残りの二割は症状が出現するといわれています。そして感染したと診断された人のうち、重症化する人や死亡する人の割合は、高齢者は高く若者は低い傾向にあります。

厚生労働省「新型コロナウイルス感染症の〝いま〟に関する11の知識（二〇二一年八月版）」によれば、二〇二〇年六月以降に診断された人の中で重症化する人の割合は、五〇歳代以下が〇・三％、六〇歳代以上で八・五％。全体の平均で約一・六％です。死亡する人の割合は、五〇歳代以下が〇・〇六％、六〇歳代以上で五・七％。全体の平均は約一％です。ただし、このうち八〇歳以上の高齢者では十二％、九〇歳以上では一六％で、一段と致死率が高くなります。

このように新型コロナは二割の人が発症し、年齢が高くなるほど重症化するといわれているので、なんとか感染を防ぎたいところです。

しかし先ほど述べたとおり、新型コロナのやっかいなところは、感染力が非常に強いことです。感染する時にACE2リセプターに結合するスパイクタンパクが通常のコロナに比べて約一一〇倍にも増えたといわれているG型という変異株は、感染力が従来のコロナウイルスに比べて六倍強くなったという話もあります（『本当はこわくない新型コロナウィルス』（井上正康著 方丈社）。

感染経路も接触感染、飛沫感染に加えて空気感染もあるといわれており、今一般的に行われている対策である、マスクをつけ、三密を避け、手洗いを頻回にやるくらいでは、感染を完全に防ぐことが困難なことは、パンデミックから一年以上たった今でさえ感染が急激に増えたことを見ても明らかだと思われます（『新型コロナ「正しく恐れる」』西村秀一著　藤原書店）。

また、二〇二一年に猛威をふるった変異株のデルタ株について、ＣＤＣ（米疾病対策センター）の内部資料によれば、デルタ株の感染力は平均五人〜九・五人程度（従来のウイルスは平均一・五人〜三・五人程度）に感染させる可能性があり、感染力が高くなっていることがわかっています。これは、感染力が極めて高いとされる水ぼうそうと同程度ともいわれています。そして、さらなる感染力の強い変異株のオミクロン株が南アフリカで報告され、欧州でもデルタ株との置き換わりが、急速に進んでいます。

オミクロン株について

二〇二一年一一月二六日、世界保健機構（ＷＨＯ）は新たな変異株の呼称を「オミクロン」として、懸念される変異株に指定しました。

一二月一四日のＷＨＯのテドロス・アダノム事務局長の会見で、このオミクロン変異株について、これまでの変異株に見られなかったペースで感染が拡大しており、たとえまだ検出されていなくても恐らくほとんどの国で存在している、と述べています。すでに、ロンドンでは、オミクロン株がデルタ変異株を上回って主流になっているといわれています。

ＷＨＯによれば、オミクロン株が他の変種と比較して伝染性がより強いのか、より重症の病気を引き起こすかどうかは、まだ明らかにはなっていないとしていますが、オミクロン株についての研究・調査は世界中で進行中ですから、早い時期に全容が明らかになっていくでしょう。

これまでの変異株より症状が軽い可能性も指摘されていますが、テドロス事務局長は、たとえ重症化は少ないとしても、症例数の多さから医療のひっ迫の可能性があり、オミクロン株に対して軽く考えがちな傾向には警鐘を鳴らしています。

いずれにしても、すべての変異株は最も抵抗力の弱い人々に重篤な病気や死を引き起こす可能性があるため、予防が常に重要であるとの認識は重要です。

個人がとるべき行動としてＷＨＯが推奨しているのは、他の人との物理的距離を保つこと、フィット感のあるマスクの着用、換気ために窓を開けること、換気の悪い場所や混雑した場所は避けること、手洗い、ワクチン接種などです。この点に関しては、従来私たちが心掛けてきた対策と変わりありません。

現段階での、ＷＨＯの発表によるオミクロン株についての見解を見てきましたが、私たちができる最善の備えは、従来の感染対策を続けることはもちろんですが、私たち自身の免疫力を上げて自分の生命力を上げることです。これに勝る防衛策はないといってもいいでしょう。

コロナウイルスに限らず新たなウイルスや、オミクロンのような変異株が現れようと、本書で紹介する、最強の脳の使い方と免疫力を高める具体的方策を実践することで、どんな困難をも乗り越えられると私は考えています。

ワクチンについて

最後に、新型コロナを終息させる切り札といわれ、現在進行形の遺伝子ワクチンについて私見を述べます。私はワクチンの専門家ではないので、自分で調べた範囲での意見になります。

医学的にみて、ワクチンを受けるかどうかは、そのメリットとデメリットを比較して判断することが一番肝要だと思われます。

まず、メリットに関しては、重症化を防ぐ（ブレイクスルー感染が問題となっているように感染自体は防がない）ことにつきます。デメリットはというと、現時点では治験であり、いまだに〇〇％安全という結論が出ていない、ということです。

その理由はいろいろ指摘されています。ワクチン接種後の死亡数が開始半年弱で千人を越えた事（インフルエンザワクチンは年間数人と報告されています。ただし厚労省はワクチンとの因果関係は不明との結論です）。

変異の激しいウイルス（註：新型コロナも当てはまる）では、抗体と結合することで病態が悪化して死亡する抗体依存性感染増強（ADE）が起こる可能性があり、このADEのためにSARSやMERSでは未だにワクチンが開発されていないことを見ると、今回のワクチンでも同様の可能性がある（『本当はこわくない新型コロナウィルス』井上正康著　方丈社）といわれています。

また、遺伝子を人体に入れること自体の安全性が確立していないこと（私は過去に日米で約七年間遺伝子治療の研究をしていましたが、動物実験まで効果があっても人体に入れる安全性が担保できないため断念した経緯があります）などがあります。

以上を考慮すると、死亡者数が欧米に比べて二桁少ない日本においては、少なくとも今後日本を背負っていく若者に関しては、治験も終わり安全性が一〇〇％確立するまでは様子をみて（通常ワクチンに関して五年はかかるといわれています。幸いにして若者の重症例は非常に稀です）、それまでの間は、後述するように生活習慣病を予防し免疫力を上げることに専念したほうがいいのではないかということです。

重症化しないための最善の対策とは

では、どうすればこの困難な現状を改善できるのでしょうか。

私は、新型コロナの特徴から対策を考えるしかないと思っています。

現在はっきりしている新型コロナの特徴は、普通の風邪に比べて感染力が非常に強く、その中で発症する人は他の感染症と比べて決して多くはないが、発症して急激に重症化する人がいること。それは高齢者で生活習慣病を持っている人がほとんどであるということです。

これは、新型コロナの受容体であるＡＣＥ2が、生活習慣病になると高い発現を示しており、そのため、感染により生活習慣病を持つ人が重症化しやすいことと結びついているのではないかといわれています（「Leung et al., 2020」）。感染により生活習慣病が悪化するだけでなく、ウイルスの増殖で悪化をダメ押ししてしまうわけです。

過去の一年以上の経過を見る限り、従来の対策だけでは重症化を防ぐことが不十分だということはわかってきたので、別の発想の対策を加える必要があるということになります。それには、重篤化の原因である生活習慣病になること自体を予防するか、もしすでに生活習慣病になっている人は、生活習慣病を治すことで重症化を防ぐという方向性を考えていかなければなりません。

具体的方策は二章で紹介しますが、西洋医療を必要な時に使いながら、食、身体、脳の使い方の三つのアプローチで、根本的に生活習慣病を予防、改善することが大事だと思います。

薬で生活習慣病を治療するのは対症療法です。これは厳しい状態のときには必要ですが、症状が改善すれば、前述の食、身体、脳の使い方の三つを改善していくことにより、徐々に薬を減らしていくことが目標になります。

薬が必要ないくらいの健康体にならないと、新型コロナに打ち勝つ免疫力は培われないと思います。この生活習慣病を予防する、もしくは改善するアプローチは、医療崩壊寸前の現状からみても必要なことです。

私が今、脳外科の現場にいて痛感するのは、新型コロナの流行のため、従来我々が関わっていた癌などの生活習慣病の治療が非常に手薄になっているということです。

新型コロナを怖れて病院に来なくなった生活習慣病の患者さんも数多くおり、そのため症状が悪化する人も過去に散見されました。家から出られないといった今の状態が続けば続くほど、生活習慣病が悪化する人がどんどん増えていくのは、火をみるよりも明らかだと思います。それを防ぐには、自分の体は自分で守るしかありません。

以前、北海道の夕張市が財政破綻して病院がなくなったことで、逆に住民が体操をしたり、健康に気をつけたことで、病人が減ったということを聞いたことがあります。

今は、日本全体の病院が新型コロナに振り回されており、夕張市に近い状況といってもいいでしょう。そういう意味で、自分の体は自分で責任をもって守ることが、日本人全体に求められているといっても過言ではありません。

この機会に、自分の体は自分で守るという意識を持つ方向にいけば、いずれ新型コロナが終息したときに生活習慣病は減り、右肩上がりの医療費の削減につながると思います。コロナ禍という危機的な状況を逆手にとり、いい方向にもっていくにはそれしかないと私は考えています。生活習慣病を予防する、もしくは改善するアプローチが今こそ必要なのです。

■脳の機能とウイルスへの対応

脳機能から脳の使い方を知る

私たちは、「脳活用度診断テスト」(以下脳テストとする)を用いて様々な人の脳の使い方を調べ、それを基にカウンセリングをしたりして健康に役立つようにしてきました。

そこで感じてきたことは、長年接しても相手の事を知るのは非常に難しいものですが、この脳テストを受けることで、相手の脳の使い方がはっきりわかり、それを基に人間関係を築くようにすることが非常に有用だということです。人の脳の使い方をみるのに、この脳テストは役に立つことを最近ますます実感しているところです。

とはいっても、すべての人に脳テストを受けていただくのは不可能です。ただ、面白いことに、新型コロナというストレスに人がどう対応するのかをみると、その人の脳の使い方がよくわかるということです。私は、何十年もつき合って来た友人の新型コロナに対する対応をみて、あーこういうやつだったのかと感じることがしばしばあります。新型コロナに対するそれぞれの人の反応は、その人の脳の使い方の踏み絵だと私は感じています。

そこで、この章では人びとが脳の使い方の違いにより、新型コロナに対してどのような異なる反応をするのか、考えてみたいと思います。

まずは、脳の使い方に関して、脳の機能を理解しておくことが先決です。覚醒下手術という脳機能が端的にわかる私の臨床経験や、今爆発的に進歩している脳科学の知識、それらを基に、私なりに整理した脳機能に関する情報をお伝えします。

左脳が扱う「言葉」、右脳が扱う「現実」

最初に、左脳と右脳の機能に関してお話しましょう。

脳科学的にみると、左脳には、主に「言語」に関する機能が入っていて、右脳には、自分の周囲の空間という「現実」に対応する機能が主に入っています。

左脳の扱う言葉と右脳の扱う現実は、どのような関係になっているのでしょうか。言葉は、現実という非常に情報量の多いものの一部を切り取って、それを言葉という形で明確にし、その言葉を見たり聞いたりすると、全員が共通の認識を持てるというような機能があります。

たとえば、新型コロナに関していえば、現実には目に見えるものではないので、このウイルスがどういう特徴があり、それにどう対策しなければならないかというのは、本、論文、マスメディアを通じた言葉で伝えるしかありません。それらの情報を多くの人が共有することで、適切な対策をたて、新型コロナの蔓延を防ぐことができるわけです。

しかし、言葉で情報を共有するということは、いい面と悪い面があります。正確で人の役に立つ情報を多くの人に伝えるのであればいいのですが、その情報の中で恐怖をあおるものを強調することで、テレビの視聴率を上げたり、コロナ禍に便乗した医療行為で収入を増やそうとしたりすると、これは人々にとって大きな弊害となります。

言葉というのは、現実の一部しか切り取っていないので、それが現実と同じだと錯覚すると、多くの問題が出てきます。現在、新型コロナに関して多くの論文や本が出ていますが、多数の全く異なる結論があるので、その中で自分に都合のいいところだけを選んで、自分の主張に信ぴょう性を持たせることは簡単にできてしまうでしょう。それが言葉の恐ろしいところです。

新型コロナに対して様々な意見が飛び交い、それによって人々が混乱しているのは、言葉自体は実際の現実に比べると情報量が劣るからです。しかも、人々は恐怖や不安にとらわれると、現実を直視せず、恐怖や不安を引き起こした言葉の方を信じてしまうことになります。新型コロナに対する正確な情報を知らせても、恐怖や不安をあおるような強い言葉に引きずられることが、往々にしてあるのです。

これがいわゆるコロナ脳になっているといった状態です。コロナ脳とは、新型コロナをむやみに怖れるあまり、物事を正常に判断できなくなって、過剰な反応をしてしまうような人や、そうした心のありようをいいます。

一方右脳は、この瞬間、瞬間に、周囲の現実に対応する働きをします。

左脳は、現実を言語化することで、現実の一部を取り出して周囲と境界を作り、他のものと分けていく脳といってもいいでしょう。実際左脳が、自分と他人の肉体が別物であると区別する働きをしています。

それに対して、右脳の機能は真逆といえます。右脳が主体になると、周囲の現実との境界がなくなっていきます。いってみれば、左脳が、自分と他人を区別したり、善と悪を区別する二元論とすると、右脳は、宇宙全体を一つとみて、自分はその中の一つの部分であるという一元論になります。

そのため、右脳に幸福感があります。幸福感は、周囲と一体化し、周囲から自分にエネルギーが入ってくるところから感じるものだからです。

それは、ハーバード大学で脳科学者として活躍していたジル・ボルト・テイラーが、一九九六年一二月一〇日に脳出血により左脳が障害を受け、右脳が主体となったときに感じたことでした。彼女の肉体は周囲に溶け込み、宇宙と一つになり、今まで感じたことのない幸福感を感じたといいます（『奇跡の脳――脳科学者の脳が壊れたとき』ジル・ボルト・テイラー著　新潮文庫）。

量子力学によると、すべてのものは粒子と波動でできており、その二つのうち波動が物の本質になります。そして、人が観察した瞬間に波動が粒子になるといわれています。量子力学からみると、目に見える世界である粒子に対応するのが左脳であり、波動（エネルギー）に対応するのが右脳といってもいいでしょう。

新型コロナに対しても、右脳はそれと一体化しようとする脳になります。つまり、左脳のように新型コロナを敵とみて、戦ったり逃げようとするのではなく、右脳は仲間とみて共存しようとします。

新型コロナも、量子力学的にいうと粒子と波動でできているわけですから、もし感染した場合でも、感染者（宿主）が強くて、振幅数の幅広い波動を持っている人であれば、新型コロナの波動と共振し、新型コロナと共存できるでしょう。それは容易に想像できます。つまり、そういう強い波動を持っている人であれば、新型コロナを身体の一部として取りこんで共存し、発症しないということになります。これに関しては、本書の最後に述べたいと思います。

扁桃体・報酬系と帯状回、小脳、視床下部との関係

いままで解説した左脳右脳の機能は、主に脳の外側にあたる部分が担っている機能です。これは個性といってもいいでしょう。

一方、脳の内側にある部位は、すべての人において、生きていく上で非常に重要な役割を果しているといえます。中でも、特に扁桃体、報酬系と、帯状回、小脳、視床下部との関係、そ

れはせめぎ合いといってもいいのですが、個々人の生き方に大いに関わっている部位だと私は考えています。すでにご存知の方もいらっしゃるかもしれませんが、扁桃体と報酬系はどのような機能をもっているのかを説明します。

私がこの二〇年近く行ってきた覚醒下手術でわかったことは、脳腫瘍を摘出中に左の扁桃体に近づくと、突然患者さんが怒鳴り出したりして攻撃的になる一方で、右の扁桃体に近づくと、眠くなったりして患者さんは逃避的な反応を起こすという事です。

これは、従来の脳科学においてもいわれていた、ストレスがあると左の扁桃体は攻撃的になり、右の扁桃体は逃避的になることとも一致します。つまり、ストレスとは自分にとって敵といってもいいでしょうが、その敵に対して左の扁桃体は戦う、右の扁桃体は逃げるような反応を起こすわけです。

一方、報酬系は、自分の味方に対する反応、好きだという反応を起こします。報酬系と扁桃体の機能をひとことでいうと、好き（報酬系）嫌い（扁桃体）に関わっているといってもいいでしょう。

扁桃体・報酬系の問題点は、敵味方を鑑別して自分の身を守るために機能する部位なので、非常に強いエネルギーがあり、ストレスを強く感じると脳がそれに支配されやすいということです。

毎日テレビを見続けるとコロナ脳になり、外へ出られなくなるというのは、右の扁桃体が、テレビが煽った恐怖で過剰に活性化され、新型コロナから逃げることを最優先にするからです。さらに、ストレスをまぎらわすために報酬系が刺激されて、自宅にこもって酒や甘いものに手がのび、ますます健康を害することになります。

こうして扁桃体・報酬系に脳が支配されてしまうと、今だけ、金だけ、自分だけといった自分の保身しか考えない身勝手な人間になり、社会生活をまともに送れなくなってしまいます。

だからこそ、扁桃体・報酬系をコントロールして人間らしく生きる必要があります。

扁桃体・報酬系をコントロールして長期的な視点で脳全体を働かせ、社会の中で人間らしく生きるのに大事な部位は、帯状回、小脳、視床下部になります。

●帯状回

帯状回は、脳の内側にある大脳辺縁系と外側にある大脳新皮質の境目にあります。大脳辺縁系とは、自分を守るための部位であり、扁桃体・報酬系もそれに含まれます。

帯状回の前側の部位は、前記のように扁桃体・報酬系が衝動的に自分の保身に走るのをコントロールして、我慢したり、やる気を出して、社会に役立つことを行おうとする部位になります。

帯状回の後ろの部位は、自分を常時モニターしており、自分がいつどこでなにをしているのかの情報を集め、それを基に頭全体を働かせる部位になります。このように、社会の中で人間らしく生きていくには、帯状回が大きな役割を果たしています。

●小脳

日常生活のほとんどは、大脳ではなく、小脳が主体でやっているといわれています。何か新しいことをするときには大脳が関わるのですが、しばらくして慣れてくると、小脳がとってかわって働きます。

小脳には、運動だけではなく、考え方や情動に関する型が入っており、これを使って現実に適切に対応するわけです。そのため、小脳の中に、現実に適切に対応するためのいい型を入れる必要があります。常に誠実な気持ちで人に接するような、いい情動と行動の型を小脳に入れると、長い目で見て幸福に生きていくことができます。

一方、いたずらに新型コロナを怖れるような、いわゆるコロナ脳といわれる情動と行動の型を小脳に入れてしまうと、家から出られなくなり健康を害することになります。

●視床下部

視床下部は、脳の中でも非常に重要な部位になります。脳科学的には、自律神経、ホルモンの中枢であり、自律神経、ホルモンの機能を使ってホメオスタシスという身体を定常状態に保つための中枢、意識の中枢でもあります。

意識の中枢であるということは、私が覚醒下手術をした経験からも強く感じました。覚醒下手術中に、ほんのちょっと視床下部を圧迫するだけで患者さんの意識がなくなり、圧迫をとるとすぐに意識が回復するという経験を何回もしました。

この経験から私が考えたのは、脳の意識を保っているのは、視床下部から出る神経伝達物質ではなくて、視床下部からの波動であるということです。

実は最新の脳科学によると、脳は神経伝達物質のみで働いているだけではなく、電磁波のような波動でも働いていることがわかってきました。視床下部から脳全体に対して、覚醒させる波動を及ぼすことで意識を保っており、手術でちょっと圧迫することで、その波動が乱れるために意識が落ち、圧迫を解除するとすぐに意識が戻ると考える方が自然なのです。物質のみが関与しているとすると、意識は脳全体を活性化しているので、瞬時に物質が脳全体に広がったり消えたりすることはありえないと、私は自分の経験から考えています。実際そのような物質はいまだに発見されていません。

そして、視床下部は、ストレスに対してホルモンを分泌し、自律神経を調節する部位ですから、人間がストレスを乗り越えて幸せに生きていくのに一番重要な働きをする部位になります。幸せホルモンというオキシトシンも視床下部から分泌されており、これが扁桃体をコントロールする役割があります。つまり、母親のような愛情をもって、扁桃体が不安になったり攻撃するのをコントロールするわけです。

扁桃体・報酬系をコントロールする帯状回、小脳、視床下部の役割

扁桃体・報酬系と帯状回、小脳、視床下部の関係を、もう一度おさらいしておきましょう。

扁桃体・報酬系は、好き嫌いと関わっており、自分にとって敵か味方かという自分の生存に関わるので、ものすごいエネルギーが出ます。逆にいうと衝動的で短絡的な反応しかできません。

それをコントロールするのが、帯状回、小脳、視床下部になります。

帯状回は、扁桃体・報酬系の衝動的なエネルギーに振り回されないように、ある意味父親的といってもいいような働きで、前の部分で衝動を我慢してやる気を出し、後ろの部分で冷静に自分をモニターし、扁桃体・報酬系をコントロールします。

小脳はその衝動に振り回されないように、現実の中で適切にふるまえるような行動、考え方、情動の型を持つことで、扁桃体・報酬系をコントロールします。

視床下部は衝動に振り回されないように、ある意味母親的といってもいい愛情や幸福感を持つことで、扁桃体・報酬系をコントロールします。

帯状回、小脳、視床下部がしっかりと働いて扁桃体・報酬系をコントロールすると、扁桃体・報酬系の短絡的で強烈なエネルギーが、むしろ長期的に見てプラスに転化します。どういうことかというと、怒り、恐れや欲望などの強い情動のエネルギーが、情動にまかせてそのまま働いたのでは脳全体の機能が落ちますが、帯状回、小脳、視床下部がそのエネルギーをコントロールし利用することができると、すなわちそのエネルギーの方向を変えて社会を良くする方向にもっていくと、脳全体の機能が活性化するわけです。

つまり、新型コロナのストレスで扁桃体・報酬系が活性化したそのエネルギーを利用して、社会をよくするためには、帯状回、小脳、視床下部がしっかり働く必要があるのです。

■脳の使い方をタイプ別に見る

大脳新皮質の4タイプ

人の性格というのは、ある状況、たとえば新型コロナに対しどういう反応をするかでわかります。これは元々人により脳の使い方がそれぞれ違うものをもっているから、違う反応をするということになります。

それぞれの人が、新型コロナというストレスに対して、使う脳の場所が違うわけです。そこで、その人が使いたがる脳の場所を解剖学的に特定し、それをタイプ別に分類すると、なぜその人が新型コロナに対してそういう言動をするのかが説明しやすくなります。

人により、左脳をより使う癖のある人と、右脳をより使う癖がある人がいると私は考えています。なぜならば、私の臨床経験から、同じ脳の場所が障害を受けても、人により非常にダメージを受ける人とそうでない人がいます。それは、その人がふだんよく使っている場所がやられると強いダメージを受け、そうでなければダメージはそれほどでもない、つまり人により脳の使い方に偏りがある、そう考えると説明がつきやすいからです。

そして、その左脳右脳という二つの脳の使い方を、さらに脳の上下で分けて、脳の使い方を四タイプにわけると、それぞれの人特有の脳の使い方の癖が説明しやすくなります。これに関しては、私は今まで多くの本で書いてきており、またそれを基に脳テストをつくり、実際カウンセリングなどで使って、有用性を感じているところです。

脳とは、様々な情報を処理する器官であり、脳の部位により情報の処理の仕方に違いがあります。通常、人は成長するにつれて、脳が多くの情報を処理するようになります。たとえば社会に出ると、学生時代に比べて、脳は格段に多くの情報を扱わなければならなくなります。

そこで、情報処理の仕方に「次元」という見方を入れると、脳の使い方がより整理されやすくなります。たとえば、視覚情報は主に右脳が扱いますが、まず目でみた情報は神経線維により後ろに運ばれ、後頭葉に入ります。後頭葉は見たままの情報が入る部位なので、一次元の脳の使い方とここで定義します。

後頭葉の神経細胞にはいった視覚情報は、再び神経線維で脳の下方を通って前方に運ばれ、側頭葉の内側の神経細胞によって詳しい情報を蓄積します。特に側頭葉の内側にある扁桃体は、たとえば友人や肉親のようなある特定の対象の詳しい情報、つまり姿形を、好き嫌いのような情動もその情報にくっつけて記憶します。これは二次元の脳の使い方になります。

なぜ好き嫌いがその情報に付加されるかといえば、おそらく自分の保身のため、つまり動物であれば、敵味方を瞬時に区別しないと命に関わるから。敵だと嫌い、味方だと好きな感情が付け加えられることで、素早く反応できるわけです。二次元の脳の使い方は、家庭や学校や田舎などの、比較的狭い社会で扱う情報になります。

大人になり町に出て仕事に従事するようになると、もっと多くの人間や情報と接するようになるので、膨大な情報の中で優先順位をつけて、大事な物から情報処理をしなければ、とても情報を整理することはできません。優先順位をつけるには、情報全体を上から俯瞰して選別する脳の使い方が必要になります。これが三次元の脳の使い方になり、前頭葉や頭頂葉が関わります。人間が社会をつくるために必要な脳の使い方といってもいいでしょう。

私は、左脳右脳と二次元、三次元を組み合わせた四つのタイプで見ると、それぞれの人がもつ脳の使い方の癖がわかりやすいと考え、それを42頁の「脳テスト」にまとめました。

一次元に関しては、外の情報そのもので特に加工をしていないので、タイプには入れておりません。たとえば、視覚情報がそのまま後頭葉にいくことを一次元と定義しましたが、外の景色そのままの情報なので、あまり個人差はありません。

二次元、三次元になると情報を加工しているので、どうしても個人差が出てきて、それが脳の使い方の癖の差、いわゆる「性格の差」につながります。
ここであらためて四つの脳タイプを整理すると、「左脳の三次元タイプ」、「左脳の二次元タイプ」、「右脳の三次元タイプ」、「右脳の二次元タイプ」の四タイプとなります。
これらの四つの脳タイプを簡単に説明します。
左脳三次元タイプは、物事を俯瞰してみて、その本質を追究します。合理主義的な脳の使い方になります。歴史上の人物でいうと、典型は織田信長です。彼は中世の不合理なシステムを徹底して破壊し、日本を近世にもっていきました。
左脳二次元タイプは、対象を絞って、物事を深く掘り下げます。原理主義的な脳の使い方になります。歴史上の人物でいうと、典型はジャンヌダルクになります。何か一つの事、彼女の場合はフランスを救えという神の声を信じ、それに向けて猛進し、厳しい状況を打開しました。
右脳三次元タイプは、空間の中でエネルギッシュに活動して、どんどん活動範囲を広げていきます。拡張主義的な脳の使い方になります。歴史上の人物でいうと、典型はナポレオン一世になります。彼は、空間能力が優れていて敵の軍隊を俯瞰してみることができるので、敵の弱点を集中的に攻撃して、生涯に参戦した戦争の勝率九割という、歴史に残る名将になりました。
右脳二次元タイプは、相手のことを中心に考え、相手との境界を作らず一体化していきます。

●右脳3次元	A	B	C
常にテンションが高く、声が大きい方だ	2	1	0
エネルギッシュだと言われる	2	1	0
人を説得するのは得意である	2	1	0
交友関係は広い方だ	2	1	0
何か挑戦するものがあるとエネルギーが出る	2	1	0
成功して有名になり、周囲の注目を浴びたい	2	1	0
政治的に動くのは得意だ	2	1	0
過去の失敗は忘れて、成功例しか思い出せない	2	1	0
人と違うことをやりたいといつも思っている	2	1	0
楽しいことが人一倍好きだ	2	1	0
合計			点

●右脳2次元	A	B	C
世話好きで困っている人を放っておけない	2	1	0
大きな団体よりも小グループの方が落ち着く	2	1	0
人に感謝される仕事がしたい	2	1	0
白黒はっきりつけるのが苦手だ	2	1	0
仁義や筋を通すのが重要だと思っている	2	1	0
人に会うと先ず喜ばせたいと思う	2	1	0
自分のことは後回しになることが多い	2	1	0
子どもや教え子、部下が育つことが何より嬉しい	2	1	0
人間関係が重荷に感じることがある	2	1	0
過去を思い出すと悲しいことが沢山あった	2	1	0
合計			点

表1　脳科学におけるタイプ別性格診断テスト

A はい　B どちらでもない　C いいえ

●左脳3次元	A	B	C
冷静に、理路整然と話をする方だ	2	1	0
チームの責任者に向いていると思う	2	1	0
いわゆる根回しのような活動は苦手だ	2	1	0
自分は大器晩成型だと思う	2	1	0
即断即決を求められるとストレスを感じる	2	1	0
自分が無駄だと思うことは絶対したくない	2	1	0
自分の実績を数値化することが自信に繋がる	2	1	0
自分の感情は表に出したくない	2	1	0
一人で本を読んだり考えたりするのが好きだ	2	1	0
宴会で自分の席から動くことはあまりない	2	1	0
合計			点

●左脳2次元	A	B	C
強く信じている主義や主張がある2次元	A	B	C
規則には忠実に行動したい	2	1	0
「君の言うことは正論だが」とよく言われる	2	1	0
「怒り」の感情が原動力になることがある	2	1	0
ルールや原則を守っていると安心感がある	2	1	0
小さなことでも気にかかることが多い	2	1	0
自分の考えを他人に当てはめてしまうことがある	2	1	0
普段物静かだが追い込まれると感情にかられる	2	1	0
自分が予測できない事態になると不安になる	2	1	0
しゃべり方に抑揚がなく声が小さい	2	1	0
合計			点

温情主義的な脳の使い方になります。歴史上の人物でいうと、典型は西郷隆盛です。彼は他人に境界を作らず、相手を包み込むので、彼に会った多くの人を魅了していきました。

表1は、我々の使っている脳テストを簡略化したものです。質問に答えて四タイプの点数をそれぞれ合計し、点数の高い脳の使い方はどれになるかをみると、それが自分の脳タイプに当たります。この四タイプのどれが脳の使い方の主体であるかは、人生の生き方に大きく関わっていきます。

くり返しになりますが、私は、新型コロナに対する様々な人の意見、反応を見て、新型コロナというストレスに対する脳の使い方を如実に表していると感じています。皆さまご存知の通り、新型コロナにどう対応するかは人により千差万別であり、これは脳の使い方が人により違うため、新型コロナに違った反応を脳がするためだと考えています。

いずれにせよ、自分が四タイプのうちどのタイプなのかを知っておくことは、人生を歩んでいく上でとても役に立つと思います。新型コロナ禍の乗り越え方に関しても、今後の行動基準のヒントにもなることでしょう。

脳の使い方は全部で8タイプある

左脳・右脳の四タイプが明らかになったところで、これから、さらに詳しく脳のタイプを考察していきましょう。

まず、これまでご紹介した脳の使い方の四タイプ別に、人がどういう対応をするかで分類していきます。その基準は、四タイプがそれぞれ扁桃体・報酬系をコントロールできているか否かという点で見ていきます。

扁桃体・報酬系をコントロールできていればマイナス（－）と表します。反対に、扁桃体・報酬系をコントロールできず、扁桃体・報酬系を主体に脳を使っている（扁桃体・報酬系をコントロールできていない）ならプラス（＋）と表します。

先に挙げた左脳・右脳四タイプが、それぞれ扁桃体・報酬系の（－）と（＋）のタイプに分かれるので、脳の使い方は計八タイプあると考えられます。

具体的に示すと、例えば、左脳三次元で扁桃体・報酬系をコントロールできている人は左三、扁桃体・報酬系（－）と表します。左脳三次元で扁桃体・報酬系が主体の人は左三、扁桃体・報酬系（＋）となります。前者の（－）は、合理的で公の気持ちがある人、後者の（＋）は、合理的だが自分の利益しか考えていない人ということがいえるでしょう。扁桃体に支配されるか、それをコントロールするかが、新型コロナ禍でどのような生き方を選択するかの大きな岐路になるように感じます。

八タイプをまとめて表すと、左三扁桃体・報酬系（－）タイプ、左二扁桃体・報酬系（－）タイプ、右三扁桃体・報酬系（－）タイプ、右二扁桃体・報酬系（－）タイプ。この四つが、扁桃体・報酬系をコントロールしているタイプとなります。

そして、左三扁桃体・報酬系（＋）タイプ、左二扁桃体・報酬系（＋）タイプ、右三扁桃体・報酬系（＋）タイプ、右二扁桃体・報酬系（＋）タイプ。この四つが扁桃体・報酬系に支配されているタイプで、計八種類のタイプに分類されます。

それでは、脳タイプ別に、新型コロナに対する考え方や対応の違いを、例をあげて考察してみたいと思います。

扁桃体・報酬系をコントロールできる脳について

（1）左脳三次元、扁桃体・報酬系（－）タイプ

左脳三次元で扁桃体・報酬系をコントロールしている人は、公の心が強いといえます。

国立病院機構仙台医療センター・ウイルスセンター長の西村秀一さんは、ウイルス学に造詣が深いだけでなく、生身の人間にその知識をどう生かすかという総合知のレベルの高い方です。脳タイプは左脳三次元です。

西村さんは著書の中で、国民の不安感を必要以上に煽るマスメディアの姿勢について、苦言を呈しています。

「見渡してみると、すごく浅い意味での〝専門家〟というのでしょうか。少し勉強すれば誰でも語れるようなことを言っている人ばかりという印象があります。そういう〝専門家〟を出演させているメディアに何か意図があるような気もしますね。何となく当たり障りのない、どこからもあまり文句をつけられないようなことを語らせる。その上で、ちょっと専門的に見えることを言ってもらって、視聴者を脅してみたり。そういうことで視聴率を取るためにやっているのかと思ったりします。（中略）そういう〝専門家〟たちが科学的根拠に乏しい「脅し」を始めると、社会に「怖がり過ぎ現象」を誘発していきます。一種のアラート（警告）という意味もあるのかもしれませんが、別にこういう人たちがテレビでアラートしなくても、コロナは皆が怖いと思っているわけですからね」（『新型コロナ「正しく恐れる」』

西村秀一著　藤原書店）

西村さんは、感染した人を重症化させない医療体制の構築が重要であると以前から主張しており、私も同じ思いで、そうした医療体制の構築に向かって歩を進めているところです。

『本当はこわくない新型コロナウイルス』（方丈社）の著者である大阪市立大学名誉教授の井上正康さんも左脳三次元タイプのお一人です。

井上さんも、マスコミが扇動するコロナの恐怖におびえてコロナ脳に陥る日本人の状況を、人災被害として憂慮しています。コロナ脳を克服する知恵を身に着けるためには、情報を選びとり、自分で判断することが必要であるとしています。

井上さんは、長年腸内フローラを中心とした病理学を研究してきた方ですが、特に私が共感したのは、氏が新型コロナ対策として免疫力を適正にすることを重視している点です。

「ヒトでは腸内細菌が多様なほど免疫的バランスがよくなり、特定の免疫系を強くし過ぎると自己免疫疾患や花粉症などのアレルギー疾患が増えてきます。免疫系のバランスをコントロールする上では、特に食物繊維を多く含む食品を摂ることが重要です。現代の日本人は、食物繊維の摂取量が不足しています。古くから〝脳腸相関〟という概念があり、腸の免疫系と脳の防御システムは自律神経やホルモンを介して密接につながっています。適度なストレスもメンタルの強化に必要であり、多少のストレスでも音を上げない〝心の免疫力〟をつけることも大切です」

本書の後半で免疫力を強化する方法を詳しく述べていますが、井上さんのご意見は私もまったく同じ思いです。私がなぜそう思うかといえば、強毒か弱毒かの差は、ウイルスそのものの毒性のみで決まるのではなく、感染者の免疫学的背景とウイルスの毒性のバランスの問題が大きな要因になるからです。

分かりやすく言うと、免疫力がいい状態になると弱毒に、免疫力が悪い状態になると強毒に傾くわけです。だからこそ、自分の免疫力を上げる必要があるのです。

新型コロナと共存し、経済をまわそうとするような脳の使い方をする人たちの意見は、恐怖に支配されているコロナ脳の人には、往々にして理解されないことがあります。

それは扁桃体に支配されるか、コントロールするかということでもあり、この新型コロナ禍でどのような生き方を選択するかの大きな岐路になるように感じます。

(2) 左脳二次元、扁桃体・報酬系(二)タイプ

この脳の使い方は、左脳三次元タイプが俯瞰的に物を見るのに対して、より物事を深めていくというタイプになります。たとえていうと、優秀な技術者といったところでしょうか。

新型コロナに関していえば、最前線で働く感染症専門の臨床医に多いタイプでしょう。神戸大学の感染治療学分野教授である岩田健太郎さんは、その代表者として本を数多く出版されています。彼の主張は非常に明確で、新型コロナの感染をゼロにおさえるのが目標だということです。

「結局ウイルスって、いくら減らしても、ゼロにしない限りは、また増殖したら元の木阿弥なんですよね、一般論として。だから抑え続けない限りは、あとでバックラッシュが起きる。その辺りの概念理解ができると、だいぶ話はすっきりするなと思っています」(『丁寧に考える新型コロナ』岩田健太郎著　光文社新書)

「感染者の発生を抑える方法は『感染経路の遮断』しかありません。遮断の方法は前述のようにたくさんあります。もし、ソーシャルディスタンスのような比較的シンプルな方法だ

けで感染者がどんどん減っていけば、それはそれでいいのですが、そうでない場合はもっと強い介入が必要です。それが日本では緊急事態宣言だったというわけです」（前掲書）

そして日刊現代の二〇二一年二月一日のインタビューで、静岡県で変異ウイルスがみつかったときの対応に関して、彼は以下のように述べました。

「静岡県で市中感染が疑われるケースが確認された時、何もしなかった。僕だったら、必要不可欠な物流やエッセンシャルなところを除いて、県内外の移動を全部ストップする。その上で、大規模なＰＣＲを実施して静岡にどれくらい変異ウイルスがいるのか全力で探すのです。もちろん手遅れかもしれませんが、挑戦してみないとわからない」

彼の意見は、新型コロナの感染をゼロにするためには、ＰＣＲ検査を徹底してやることや、ロックダウンはやむを得ない処置であって、そちらの方が結果的には経済が回ることにもつながるという主張になります。

私も臨床医なので、自分のかかわる分野の患者さんの病気に、厳密な姿勢で取り組み、よくしたいという彼の主張はよくわかります。しかし、そのような病気の撲滅のみをめざす左脳二次元的な脳の使い方は、前述の左脳三次元の人達とはだいぶ違う主張につながります。

たとえば、岩田さんが主張するロックダウンも最後の手段としてやむなし、という事に対して、前述の井上正康さんはロックダウンには否定的ですし、ＰＣＲ検査も抑制的に使うよう主張しています。この点は、前述の西村秀一さんも同様の意見をお持ちです。

こうした考え方の違いは脳の使い方の差からきていると私は考えています。つまり、病気のみを深く探求する左脳二次元と、病気を含め人間や社会全体を考えた医療をしようとする――その底流に流れている思想は、医療の目的は人が幸福に生きることであるという左脳三次元の違いのように思います。

両者とも医療をよくしようという高い志は変わりないと思いますが、脳の特性からいって、左脳二次元は短期的にみて病気を抑えるには強く、左脳三次元は長期的にみて病気と共存していくには有用であるということになるだろうと私は感じています。

（3）右脳三次元、扁桃体・報酬系（一）タイプ

この脳の使い方は、広い空間の中でわくわくすることをやりたいタイプです。

次のような記事があります。

「総務省の住民基本台帳人口移動報告によると、緊急事態宣言発令後の二〇二〇年五月、外国人を含めて集計を始めた一三年以降、都で初めて転出超過に転じた。六月にいったん転入超過に戻ったが、七月以降は五ヶ月連続で転出が超過している。

中でも、埼玉、千葉、神奈川各県への転出が多いのが特徴だ。テレワークの普及で通勤回数が減ったことで、趣味との両立やより良い住環境を求め、通勤圏内の東京近郊への関心が高まったとみられる。

神奈川県逗子市では、空き家利用を希望する都内在住者が増加。同市は移住に使える住宅取得補助などを実施しており、市の担当者は『移住に伴う補助制度や子育て支援に関する問い合わせも増えている』と話す」(JIJI.COM 二〇二一年二月九日)

『ニューズウィーク』二〇二〇年一二月二日の記事では、東京から転出する人は三〇〜四〇代の働き盛りの子育て世代が多いとのことであり、地方の豊かな自然の中で子育てをしたいという気持ちが働いているのも一因と思われます。また東京都近郊への移住は、通勤の便の問題もありますが、東京の新型コロナによる自粛が終われば、様々な文化的なイベントに参加して、わくわくする体験もしたいという思惑もあるのではないかと推測されます。

新型コロナによってテレワークが普及し、あまり会社に出る必要がなくなったことで、東京から地方に移住したいという人に、このような脳の使い方の人が多くいるのではないかと私は考えています。

（4）右脳二次元、扁桃体・報酬系（－）タイプ

この人たちは、他人との境界がなく、愛に満ちているのが特徴です。新型コロナを恐れておらず、むしろ自分が成長するいい機会だととらえている人が多いようです。

『anemone（アネモネ）』というスピリチュアル系雑誌に、特集記事「コロナウイルスの正体～いま人類に問われているのは、闘わずに共生できるだけの波動アップと意識革命～」として、次のような文章がありました。

「突如としてこの地球にやって来た、新型コロナウイルス。さまざまなウイルスがある中で、この時期このタイミング、この広まり方、報道のされ方、社会への影響力……ちょっと

この規模、尋常ではありませんね。それだけ、私たち人類にとって意味と役割の大きな、特別なウイルスであることは明らかです。（中略）

具体策として、『手洗い、うがい、免疫アップ』が大切なことはいうまでもありませんが、このパンデミック（世界的流行）を収束させるために最も大切なことは、私たちの〝意識〟です。なぜなら、いままでとはまったく違う新しい文明世界をこれから築いていくための最上流となる〝新しい意識・価値観〟をつくるために現れた使者がコロナだからです。そう、スピリチュアル界で昔からいわれている、「愛」か「怖れ」か、私たちの意識の根底にあるものがどちらなのか、それを迫られる最終局面を迎えているのですね。これをクリアしない限り、私たちは次のステージに行くことはできません。

愛とは一元（ワンネス）の統合意識、怖れは二元の分離意識。ウイルスと〝闘う〟という発想は、怖れからくる分離意識です。ウイルスと〝共生する〟という発想は、愛のワンネス意識です。闘いに勝ってもそれは一時的なもの。そこに〝気づき〟がなければ、また闘わざるを得ない状況が生まれます。（中略）

大切なのは自己の問題としてとらえること。自分自身と徹底的に向き合って内観する時間と空間を、コロナは提供してくれています。」（『anemone（アネモネ）』二〇二〇年六月号一〇

～一一頁・中田真理亜著　ビオ・マガジン）

実は、このような考え方、つまりウイルスと共存するという発想は、昔から日本にはありました。

「押谷教授（註：東北大学微生物学教授）は『欧米とアジアでは、歴史的・文化的素地を含めて、感染症に対する向き合い方が根本的に違う』と主張します。すなわち、日本では天然痘が流行していたのを「疱瘡神」として神社にまつり、神として認めている。『天然痘と共存する』という諦観を含んだ関係が、日本やアジアの社会にあるのだ、というのです」（『コロナと生きる』内田樹・岩田健太郎著　朝日新書）

ウイルスを敵とみるのではなく、仲間として遇して、自分を高めることで共存する方に発想を変えるのです。

もし新型コロナに意思というものがあれば、このような発想の人には、たとえ感染しても宿主を殺すほど増殖しようとはせず、共存しようとするかもしれません。なぜならば、お互いにそちらのほうが、都合がいいからです。

以上が扁桃体・報酬系（－）の四タイプです。どれが正しいというわけではなく、新型コロナに対応するのに、それぞれの脳の使い方を、状況に応じてうまく組み合わせていけばいいのではないかと考えています。

扁桃体・報酬系が主体になった脳の問題点

扁桃体・報酬系が主体の四タイプについて述べましょう。このタイプは扁桃体・報酬系（＋）と表します。

扁桃体・報酬系が主体の脳とは、扁桃体・報酬系に脳が支配されてコントロールができていない脳のことです。このような脳の使い方をする人たちは、程度の大小はあるにせよ、社会に様々な問題を引き起こしています。

○左脳三次元、扁桃体・報酬系（＋）タイプ

新型コロナウイルスを利用して利益を得ようとする人たちが、この脳の使い方になります。

必要以上に恐怖を煽って、ワクチンやＰＣＲ検査などでお金儲けをしようとする人たちもこのタイプに属するでしょう。

林千勝さんや馬渕睦夫さんが著書のテーマにしている国際金融資本家（今回ビル・ゲイツさんが一番表に出ていますが）は、過去二〇〇年間、戦争を利用して多額の利益をあげてきたといわれています。今回は感染力が強いが毒性の比較的弱いウィルスのパンデミックを利用して、ワクチンやＰＣＲで多額の利益を上げようとしている構図が徐々に明らかになってきているという説も、米国を中心に出てきているようです。これについては、いずれ歴史が審判することでしょう。

また、マスクやアルコール消毒液の値をつり上げて儲けようとした業者などもいました。

○左脳二次元、扁桃体・報酬系（＋）タイプ

周囲の人たちを監視してマスクをしていない人を声高に注意したり、新型コロナ感染症にかかった人を責めたりと、偏った正義感を振りかざす、いわゆる自粛警察がこれに当たります。扁桃体が刺激されて、攻撃性が増している状態です。

○右脳三次元、扁桃体・報酬系（＋）タイプ

テレビのワイドショーの情報などを疑わず真に受けて、自分の眼で調べもせずに右往左往する人たちがこれに当たります。緊急事態宣言が出た時、トイレットペーパーが品薄だといわれて買い占めに走ったり、いったん新型コロナ騒動が鎮静化すると、すぐにGOTOトラベルやGOTO EATに行って感染を広げるような行動をとってしまう人たちです。

○右脳二次元、扁桃体・報酬系（＋）タイプ

新型コロナへの恐怖で、家から出られなくなって、引きこもりのようになった人たちがこの脳の使い方にあたります。

欧州最高峰の知性とも言われるジャック・アタリは、著書『命の経済―パンデミック後、新しい世界が始まる』（プレジデント社）の中で、このようにいっています。

「独裁政治が理想とするのは、誰もがあらゆることを監視される社会であり、全員の健康状態や行動などが知れ渡る社会、民主主義を軽視する社会だ。そのような社会では、メディ

アは娯楽と権力のプロパガンダの場でしかなくなるだろう。
すでに多くの国では独裁的な状態にある。この先、パンデミックが新たに発生すれば、独裁政治は拡大するのではないだろうか。世界中の多くの国で大勢の人々が独裁政治を受け入れるかもしれない。なぜならば、パンデミックにより、人々は他者を警戒するようになり、他者への監視と引き換えに、自身が監視されることも容認するようになるからだ。恐怖のもとではつねに、自由より安全が優先されるようになる。」

そしてそれが現実となっているのが今の中国ではないでしょうか。

「国民一人一人が今日、家を出て、どこへ行って、誰と会った、というのを政府がすべて掌握できるようになったということです。もとのシステムはだんだん揃ってきていましたが、今回、ウイルス対策として、このシステムが総動員され、さらに急速に整備されていきました。その結果、誰が誰と接触しているか、どの交通機関に乗って、どのレストランで落ち合って、どう動いたのか、すべてわかるようになったのです。（中略）
携帯も盗聴されているし、全国に張り巡らした二億台の監視カメラもあります。カメラは町にも、村にも、どこにでもありますからね。政府が、この人を監視する、となったらすべてがわかってしまいます。どこにも行けないし、何もできません。」(『疫病二〇二〇』門田隆将著　産経新聞出版)

かつてナチスが行ったように、扁桃体・報酬系を強く刺激して、飴と鞭で人々をコントロールするのが全体主義の特徴で、第一次大戦直後のドイツのように、国家に大きなストレスがあるときにこの現象が出現してきました。

そういう意味では、新型コロナという強いストレスが民衆に降りかかっている今は、政治や経済や文化の面で大きな岐路に立っている時期だといえるでしょう。

2章

免疫力を強くする「統合医療」実践篇

――食・身体・脳からのアプローチ

■統合医療が生活習慣病の予防・改善に役立つ理由

　昨年から続くコロナ禍の状況を分析すると、新型コロナ禍を乗り切り、幸せに生きるには、従来通り、新型コロナの感染を防ぐための様々な有効と思われる方策を取る必要があります。それと同時に、新型コロナの特性上、感染は完全には防ぎきれないという観点に立ち、たとえ感染しても発症しないような方策も取っていく必要があることがわかってきました。

　前者については、多くの人がこの一年以上ずっと、生活の隅々に至るまで感染防止策を実行してきたことでしょう。今更付け加えることはないので、この章からは、主に後者に対して考察したいと思います。どういうことかというと、新型コロナに感染して重症化する最大のリスクは生活習慣病であることは明白なので、それを予防、もしくは改善することに今まで以上に積極的に取り組み、自分の命を新型コロナから守るべきであるということです。

　生活習慣病の予防、治療に関しては、統合医療が非常に有用であることを、私はこれまでの臨床経験で感じ、できる限り実行してきました。ここでいう統合医療とは、西洋医療と補完代替医療を、病状に合わせて適切に組み合わせる医療になります。

私は脳腫瘍を専門としている脳外科医ですが、脳腫瘍も生活習慣病の一つなので、私が経験し学んだことは、当然生活習慣病全般の予防、治療に役立つはずですし、実際私はこの数年セミナーや医療相談などを通じて、癌などの脳腫瘍以外の生活習慣病に対しても、統合医療を推進してきました。そして、西洋医療のみであれば厳しい状況の人が、統合医療で改善してきた例を目の当たりにしてきました。

なぜ統合医療が生活習慣病の予防、改善に役立つのか、その理由を、私の臨床経験で考えてきたことを踏まえてお伝えしたいと思います。

私が関わって来た悪性の脳腫瘍は、急速に増大するため、頭蓋骨という閉鎖空間の中にある以上、出来るだけ早く手術をしないと命にかかわることが往々にしてあります。しかし、手術で症状を悪くすると、患者さんに強いストレスを与え、続いて行われる放射線や化学療法をやってもなかなか治療効果が上がりません。それを防ぐために、我々は覚醒下手術という最先端技術が必要な手術を、約二〇年前より数多く施行してきました。

覚醒下手術とは、患者さんが起きた状態で症状をチェックしながら手術を行い、症状が悪くなった瞬間に手術を終えることで手術後ほとんどの症例で症状が回復するため、全身麻酔に比べて症状を悪くする確率がはるかに低い手術になります。

しかし残念ながら、覚醒下手術のみで悪性脳腫瘍のある患者さんを治癒までもっていくことは不可能です。その後行われる放射線と化学療法を用いた初期治療で、治癒までもっていくことが肝要なのです。そこで私は、西洋医療の標準治療は当然用いますが、それ以外の有効な治療法を初期治療に併用することが治癒につなげるのに大事なのではないかと考え、この数年間様々な治療、施術を研究し、ご希望の患者さんに実行してきました。

その結果、西洋医療のみでは一年くらいしか生きられない、膠芽腫という一番悪性度の高い脳腫瘍の患者さんが、初期治療から西洋医療にプラスして補完代替医療を併用する、つまり最初から統合医療を行うことで、四年再発していない、あるいは三年再発していないという症例が出てきました。私は四〇年近く脳腫瘍の治療に関わってきましたが、これほど長期間再発しなかったのは、今まで経験したことがない素晴らしい出来事です。

■なぜ統合医療で、悪性脳腫瘍の治療に成果が出たのか

悪性脳腫瘍は、癌や心臓病と同じく、生活習慣病の一つになります。生活習慣病は、食の乱れ、運動不足などの身体や生活習慣の乱れ、ストレスなどで心が乱れるところから起こります。

これらの乱れにより免疫力、生命力が低下するために、生活習慣病の病気の芽が身体の中に出現し、さらに身体の持つ自然治癒力が低下して病気の芽をつむことができなくなるため、どんどん症状が悪化していくわけです。

西洋医療は、たとえば悪性脳腫瘍を手術、放射線、化学療法で殺すといった、病気を敵とみなして治療を行います。これは以前述べた通り二元論であり、自分の体が善で病気が悪というように二つに分けて、悪を退治しようとするやり方です。これは即効性があり、一過性にはいいのですが、悪性脳腫瘍の根本的な原因である免疫力や自然治癒力の低下を治すわけではありません。というより、むしろ治療によってさらにこれらの低下を招くので、再発しやすくなるわけです。

そのため、西洋医療だけではだめで、自然治癒力を上げる補完代替医療を最初から併用する、つまり統合医療を施行する必要があると私は考えてきました。私の経験では、この方法で少なくとも西洋医療に付きものの副作用が減少し、今まで経験した事がないような素晴らしい治療結果の症例が出てきたように感じています。

繰り返しますが、補完代替医療は、西洋医療と違い一元論のやり方です。脳のところで述べた自律神経やホルモン――これが正常に働くことが自然治癒力には欠かせませんが――の中枢である視床下部を元気にして、身体全体を一つに統一することで、悪い部分が自然に消えていくというやり方になります。

実際、前述の膠芽腫の四年、三年再発していない患者たちに関しては、驚いたことに脳腫瘍が消えていき、アポトーシス（プログラムされた細胞の自殺により消滅することで、個体をいい状態に保つために起こる）を起こしたと思われ、西洋医療でよく起こすネクローシス（壊死・細胞が死ぬことにより膨化して、周囲の組織に悪い影響を及ぼす死に方）とは違うものでした。

■治療効果は西洋医療のエビデンスだけでは測れない

統合医療による生活習慣病の予防、もしくは治療効果に関して、どのように評価すればいいのか、この点に関して私は次のように考えています。

まず西洋医療でよくいわれるのにエビデンス（科学的根拠）レベルという話があります。エビデンスレベルとは、その治療法の効果に関して、客観的な観点から見て効果があると認めてもいいのか、ということに関するレベルになります。

たとえば、いくらその分野で権威のある医師が、この薬がこの病気に効果的であるという発言をしても、その医師の主観によるものなので、エビデンスレベルは一番低いということになります。一方、一番エビデンスレベルが高いと西洋医療で見なされるのは、一つの条件のみを変え他の条件は同じで、ランダムに集めた二つのグループの結果の差を見て、その変えた条件が結果にどのような影響を与えているかを調べるランダム化比較試験を行います。これをさらに複数集めて結果を統合し、より高い見地から分析すること（メタ解析といいます）になります。

いまだに権威主義が横行する医療界においては、このエビデンスレベルという見方は、日本全国どこにいっても、同じように効果的な治療法を決めることができるので、非常に有用であると思います。しかし、現場で医療をやっている私には、この西洋的なエビデンスレベルのみが治療を決めるために有用である、という意見にはいくつかの問題点があると思います。こうした意見は、左脳二次元の脳の使い方の臨床医に多いように感じます。

問題点の一つめは、私のように、患者さんの命のかかっている手術を仕事としている医師にとっては現実的ではない、ということです。

たとえば、ある手術法が効果的であることを証明するために、ランダム化比較試験をするかというと、それはまずあり得えません。

我々のようにちょっとやり方を間違えると命にかかわる手術をしている人間は、たとえば我々が長年取り組んできた覚醒下手術に関しても、覚醒下手術が全身麻酔下手術に比べて成績がいいことを証明するために、ランダム化比較試験をやるかといえば、そんなことはしません。なぜなら、長年手術に取り組んで有用性を実感しており、また原理的にも覚醒下手術の方が症状を悪くする可能性が少ないことが明白である以上、我々が全身麻酔で脳腫瘍の手術を、覚醒下手術との治療成績の比較のためにやるということは、医師として倫理的ではないからです。

このように命にかかわる治療法は、その患者にベストであると確信しているもののみをやるべきであり、その結果が思ったほどよくない場合には、治療法を現場にあわせて改善していくべきだと私は考えています。つまり、一番エビデンスレベルが高いといわれているランダム化比較試験は、たとえば降圧剤のように、命にすぐには直結しない治療法にのみに適応すべきだということです。

私は以前から、このようなエビデンスレベル至上主義のようなものが医療現場を支配している弊害を感じてきました。目の前に病気で困っている患者さんがいるのに、エビデンスが高い標準治療だけしかやらない、それでだめならあきらめてくれという医師がかなりいるのが現実です。

脳から見るとそれは左脳的すぎて、右脳的な、患者を主体と考えてご希望があればできるかぎりのことをやるという医療とは、大きくずれています。

これは、エビデンスレベルが高い標準治療のみをやれば、たとえその治療で患者が死んでも文句をいわれない、エビデンスレベルの低いことをやって結果が悪いと訴えられかねない、という医師の保身も関係あるでしょう。また、西洋医療しか習っていないほとんどの医師は、標準治療以外に選択肢がないのも事実です。

しかし、昔の日本の医師は、このような医療はやっていなかったように思います。日本の医師というのは、もちろん左脳も使いますが、より右脳を上にして、補完代替医療も含めて患者がよくなるためであれば、あらゆることを提案すると思います。もちろん、それをやるかどうかに関しては患者さんが自己責任で決めることですが、昔の医師は、あらゆる治る可能性のあるオプションを提示し、患者さんのご希望に沿って治療を行ってきました。それでたとえ結果がでなくても、患者が納得できるような医療をやってきた民族だと思います。

■患者に合わせた補完代替医療の併用で最大の効果を

実は最近私が医療相談を受けた患者さんで、こういうことがありました。

他の病院で何回か肺炎で入院していたのですが、その方は毎年秋になると体調をくずし、喘息や肺炎でよく入院していたようです。二年前は特に状態が悪く、長期間の入院になり、そのときに自律神経を調整する薬を投与されてさらに体調をくずしました。彼は、肺炎は治るかもしれないが、このままいけば薬で死ぬかもしれないと感じ、自主退院しました。

その後私に相談があり、彼の身体に合いそうなスーパーフードをご提案しました。すると、去年の秋は全く喘息や肺炎は起こらず、こんなに体調のいいことはなかったとのことでした。自律神経を調整するのは西洋医療では難しく、補完代替医療の方が副作用も少ないし、よくなる可能性が高いのでおすすめしたことが、非常にうまくいったことになります。

このことはつまり、西洋医療の得意な分野と補完代替医療の得意な分野を知悉し、患者の状態に合わせて、その両者すなわち統合医療の中のあらゆるオプションを提示して、患者がその中から自分にあったものを選ぶことが大事であるということを示唆しています。

さらにいうと、西洋医学でいうエビデンスレベルが高いというのが、科学的にいって本当かということです。

たとえば、先ほど紹介した患者さんは、ニンニク油というニンニクの有効成分を服用することで改善しましたが、ニンニクはもちろんランダム化比較試験をしていないので、西洋医療的にいうとエビデンスレベルが低いという事になるでしょう。しかし、一般的に数千例を使って数年間のスタディーで有効だと判断された西洋医療の新薬と、ニンニクを比較して、どちらが健康を取り戻すのに有効かといえば、だいたい数年で使われなくなっていく薬よりは、何千年もの間、何十億人の人々が病気のときに薬代わりに使ってきた、そしていまだに食されているニンニクのようなもののほうが、常識的に考えてはるかに有効性が高い可能性が高いと思います。少なくとも、安全性は間違いなく高いといっていいでしょう。

西洋医療のいうエビデンスレベルは、現場で実際患者に役立つ話かといえば、ほんの一部の疾患の治療にしか役立たないと私は感じています。もっといえば、私の経験上、補完代替医療は、西洋医療ではないからいかがわしいと感じている左脳的な人にはあまり効果がなく、それを心から信じ、熱心に取り組む右脳的な人に奇跡が起こるのをみると、むしろ患者側の脳の使い方、取り組み方のほうが、治療効果に関しては関係が深いのではないかという印象さえ抱いています。

これは、決して西洋医療の、数字からしか治療効果をみない世界からは出てこない発想です。後で詳しくお話しますが、補完代替医療は生命力を上げる、量子力学でいうと波動に関わるものなので、西洋医療の数字や目に見えるもののみを評価基準にしているあいだは、決して効果が測れない話になります。

かといって、やはり治療法に関しては、ある程度ランク付けして善し悪しを考えておかないと、どれを適応していいのか判断がつかず、現場で混乱してしまうことになります。そこで私は、上記の西洋医療のエビデンスレベルとは別の見方で、補完代替医療の治療法の適応に関しての判断をしています。

患者に役立つかどうか――患者目線で補完代替医療を評価する

私は、医療現場で、実際に患者に役立つという視点が一番大事なことだと思っているので、次の三つの条件が不可欠だと考えています。
1　私は補完代替医療に関しては、自分で経験しないと信じない、他人には勧めない人間です。従って、自分で経験して効果があることを実感している、周囲の人も経験して効果があると感じる人が多いことが評価の条件になります。

2　歴史が長く、広範な地域で今も使われていること。たとえば前述のニンニクは五〇〇〇年くらいの歴史があり、いまだに世界中で使われています。

3　科学的に証明されていること。たとえば、ニンニクは有効成分が科学的に分かっており、動物実験でも人の研究でも有効性が証明され、論文も多数出ています。

この三つの条件がすべてそろえば「優」、二つであれば「良」、一つであれば「可」ということにしています。優であれば、まず効果があることを信用でき、患者にすすめやすいことになります。もちろん、可でも治療効果が劣らない可能性がありますが、これは今後の課題として、時間をかけて証明していくことになります。1に掲げた条件は、感じることなので、ある程度感覚的な面もありますが、このような見方で、本書では多くの補完代替医療を評価してみたいと思います。

■すべての治療法を春・夏・秋・冬の季節にたとえる

三つの条件に加えてもう一つ、これはやはり大事なことだと思うのですが、患者の治療適応に関わるさらなる評価基準を考えています。

治療効果に関しては、患者の状態が大きく関わります。弱っている人に西洋医療である抗がん剤や放射線治療を通常量行うと、さらに弱ってしまい、治療で命を落としかねません。それを防ぐために私が今考えているのは、すべての治療法を季節にたとえて分類してみることです。そうすると、患者の状態に合わせて適応がわかりやすいということです。

日本人は四季の変化に敏感なので、感覚的にはなりますが、わかりやすい治療法の分類といえます。たとえば西洋医療は、季節でいうと冬のイメージになります。西洋医療は、病気を叩きますが、同時に、免疫力、自然治癒力を落とす厳しい冬のような治療になるので、よほど患者が元気でないとむしろ悪い結果を引き越すことになりかねません。

西洋医療を冬にたとえると、補完代替医療はそれ以外の季節になります。たとえばマッサージは、病気のストレスで緊張している身体がゆるむので、春の治療になります。病気で弱っている人には、ゆるめる春の治療を併用したほうが、状態がよくなります。

断食は、適度なストレスを与えることで、逆に身体を強く活性化するので、夏の治療になります。ある程度元気になれば、適度なストレスを与えることで視床下部に刺激を与え、自然治癒力を高めるような治療です。

スーパーフードのような、栄養素が豊富な食品を食べるだけで身体を元気にするのは、初秋の治療といっていいでしょう。たとえばニンニクはこれに当たり、秋に収穫したものを食べて元気になるように、直裁に体を元気にします。

一方玄米菜食は、にんにくのように食べたらすぐに元気が出るわけではありませんが、続けることで根本的に体を整える食ですので、地味ですが、厳しい冬に備えるという意味で晩秋といってもいいでしょう。

このような分け方で治療をみると、患者さんの状態に合わせてどれを組み合わせればいいのかが、だんだん分かってきます。私がお勧めする補完代替医療は副作用がほとんどないので、患者が過去に実績のある方法をまずやってみて、自分でこれをやれば元気になったという実感があれば、それを続けた方がいいことになります。

最近は、波動測定装置を使って、その治療が視床下部を活性化するかどうかも参考にするようになりました。このように、治療のオプションをたくさん持ち、病気になったとたんに適切に組み合わせてやることが、その後の命や機能予後に大きく関わると私は感じています。

■補完代替医療は「食・身体・心（脳の使い方）」が三つの柱

最後に、医療現場のように膨大な情報が飛び交い、何が本当か何が効果があるのかがわかりにくい世界では、誰が発信している情報であるかを見ることが、非常に大事だと感じています。西洋医療のいうエビデンスレベルは、目の前の病気で困っている患者さんを助けるための情報を得る上では、決して十分ではありません。それより私が重視しているのは、その情報を発信している人間が、人として信用できるかどうか、本気で患者によくなってほしいと思って長年活動を続けてきたかどうかになります。

単に、知識だけ豊富にあり、人として信用ができない人から発信された情報は、筋が悪く、結果が悪いことが多いと経験上感じています。反対に、信用できる人が発信した情報は、筋がいいので、やはり結果がいいことが多いし、特にそれがベテランの医師であれば、多くの経験と高い視点を持っているので、いい結果につながりやすいと思います。

だから、その人間が信用できるかどうかを見抜く目が、役に立つ本質的な情報を得る上で一番大切だと感じています。これは脳の使い方がわかると判断しやすくなります。本書における情報も、皆様が経験したことがない多くの情報を提供していますので、私のことを信用するかどうかの判断材料にしていただければいいでしょう。

もちろん、私自身できるだけ信用度の高い、確信をもっている情報を出すつもりですが、それがすべての人に適応できて正しいということではなく、それぞれの読者に合うか合わないかという個人差も含めて、御自身の頭で判断していただければと思います。

■統合医療の原則を実行して、あらゆる感染症の発症を予防する

ここから生活習慣病を予防もしくは改善する統合医療について、原則を述べていきます。

私は脳外科医なので、脳の病気に関する臨床しか経験がありませんが、これらからお話しする治療法の原則は、他の生活習慣病、たとえば癌や心臓疾患に関してもほぼ共通するものです。

生活習慣病を予防もしくは改善するという意味で、原則を実行することにより、当然新型コロナの発症予防にもつながります。実際、私自身も原則に沿ってこの数年生活してきましたが、風邪をひかないのはもちろん、花粉症などの免疫の関わる病気が改善し、数年前では考えられないほど毎日快適に過ごすことができています。

補完代替医療は、すでに触れたように、西洋医療と並行して行えばさらに効果が上がりますが、食、身体、心（脳の使い方）が三つの大きな柱になります。初期治療から統合医療を行い、いままでにない好結果が出た様々の患者たちの経過は、長年脳腫瘍の臨床をやってきた私にとっては衝撃的で、初期治療から統合医療を進めることに関して、大いに希望を持つことにつながりました。統合医療、その中で特に補完代替医療は、病気の予防、治療に対して大きな力になるのではないかと私は確信しています。

生活習慣病を予防、治療することで、新型コロナにたとえ感染しても、十中八九発症したり重症化はしないはずです。本書に挙げた情報を実行することで、新型コロナにおびえることなく、安心して日常生活を送ることができるようになることでしょう。

■生活習慣病を予防、改善する食からのアプローチ

統合医療のなかで、最初に食について取り上げます。食に関して、私はさまざまな本や論文で調べ、実行し、さらに私が信用できると思った食養の専門家たちと討議した結果、これから挙げる七つの原則に集約しました。

原則1　生活習慣病（癌、心臓疾患、脳血管障害、認知症、糖尿病、脳腫瘍等）の予防、治療は玄米菜食を主体にする。菜食は野菜ジュースのほか、生野菜と煮た野菜を主体にする（体質により選ぶ）。……評価は「優」・治療法は「晩秋」

●植物由来の未精製、未加工の食品

食は西洋医療の薬と違い、その地で行われてきた習慣に基づいているため、科学的にその食がいいかどうかを証明するのは、非常に難しい面があります。食について多くの本が出版されていますが、自分の信じる食の方法のみを主張して、短期的にはよくても長期的にみると信ぴょう性に欠ける本も、残念ながら多いように感じます。

その中で、私が一番信用できると思ったのは、米国の栄養学者のT・コリン・キャンベルの書いた本です。彼は栄養界のアインシュタインといわれており、彼の書いた『葬られた「第二のマクガバン報告」』は、おびただしい数の科学的な研究に基づいた結論を導き出して、信ぴょう性の高い内容となっているように思います。

中でも、チャイナプロジェクトとよばれる臨床研究において、かつては粗食をとり健康的であった中国人と、肉食中心で生活習慣病の多い米国人を比べて、食と病気の関係を非常に詳細に解析しています。そこで彼がたどりついた結論は非常にわかりやすいものでした。

それは、**プラントベース（植物由来）のホールフード（未精製、未加工の食品）が生活習慣病を防ぐ**、というものです。ホールフードの代表が玄米であり、日本の伝統食である玄米菜食が、生活習慣病を防ぐということになります。

科学的に証明された植物由来の未精製、未加工の食品を摂る食事で、発症のリスクをおさえることのできる生活習慣病は以下のものになります。アルツハイマー病、脳卒中、心臓病、癌（乳癌、大腸癌、食道癌、前立腺癌）、糖尿病、脂質異常症、多発性硬化症、骨粗鬆症、腎臓結石、黄斑変性症、白内障など、ほぼすべての生活習慣病になります。

●地中海式食事

生活習慣病との関連で多くの報告があるのは、地中海式食事です。

地中海式食事とは、イタリアやスペインのような南欧の地中海に面した国の人たちが、伝統的に食べてきた食事を意味します。食事の内容は、野菜、魚介類、オリーブ油、果物、ナッツ類、穀類を多用し、少量のワインを飲み、肉類や乳製品はあまり使いません。一方、北欧などのいわゆる西欧式食事は、南欧に比べて寒い地域なので、野菜は少なく、その代わり酪農が盛んな地域のため、肉類や乳製品を多く摂ります。

地中海式食事と西欧式食事を比較した様々な研究によると、地中海式に準じた食事を毎日摂っている人は、西洋式食事に比べて、癌、心臓病、アルツハイマー病などの様々な生活習慣病の発症率が低く、その結果として死亡率が低いという結論になりました。

●日本食

地中海料理と共通点が多いのが、昭和三〇年代まで我々が食べていた日本食です。

そのころの日本人は、欧米諸国に比べると野菜や果物をたっぷり摂っており、魚の摂取も多く、今と違い乳製品や肉類はあまり摂っていませんでした。

魚、特に青魚や鮭の摂取不足は、それに豊富に含まれているオメガ3系脂肪酸のDHA（ドコサヘキサエン酸）とEPA（エイコサペンタエン酸）が摂取できないため、認知症やうつ病を含めた生活習慣病の原因の一つとなっています。

実は日本食が評価されたのは、一九七〇年台後半に米国で発表されたマクガバンレポートを嚆矢とします。これは、当時の大統領であるフォードが、米国において癌や心臓病、脳卒中で死ぬ人が右肩上がりに増えていることを憂い、上院議員のマクガバンに、その原因に関しての大規模調査を依頼しました。

彼が至った結論は、米国人が肉などの動物性食品を大量に摂取していることが癌や心臓病、脳卒中が増加した原因であり、江戸時代の日本食が理想であるというものでした。

その後、米国は、野菜をできるだけ食べるような指導を国をあげて行った結果、癌による死亡率が一九九〇年台半ばから減少に転じました。

西洋医療では見放された癌を、日本的な食事に変えることで克服したある米国人が日本に来てみたところ、多くの日本人がファーストフードやコンビニで三食をとっているのをみて、せっかくの素晴らしい食の伝統を日本人はなぜ捨てたのかと驚いたという話が残っています。

世界的にも一番評価されているかつての日本食の伝統が家庭で途絶え、若い人が全くそれを知らずに、生活習慣病を引き起こしやすい食に走っているのは、国家存亡の危機ではないかとさえ感じます。

●玄米食

マクガバンが推奨した江戸時代の日本食において、江戸時代中期からの江戸を除けば、白米ではなく玄米を食べていました。

江戸時代中期から白米を食べだした江戸の住民は、江戸病といわれる、今でいう脚気にかかる人が多く出ました。玄米から胚芽を除いたものである白米は、胚芽に含まれているビタミンBを失っているため、白米のみを食べることで脚気を誘発したわけです。実は、日露戦争を戦った陸軍において、その当時は原因が分かりませんでしたが、白米のみを食べたため脚気で命を落とす人がたくさんいたことと同じ話になります。

江戸時代の日本食は、主食の玄米と野菜、魚に加えて、味噌汁などの発酵食品をよく食べていました。夏に多くの雨が降る気候のために米造りが盛んだったこと、温暖で土壌が肥えており野菜を作りやすいこと、周囲を海に囲まれており魚が容易に手に入ること、高温多湿なので発酵食品を作りやすかったことなどの風土が、伝統的な日本食を創り上げたと思われます。

日本食はなぜ生活習慣病の予防にいいのでしょうか。日本食の基本である玄米菜食は、まさしくキャンベルのいうプラントベースのホールフードにあたります。私も、コンビニなどで買ってきた物を食べるというかつての習慣を改め、玄米菜食を食事の中心にしたところ、数年で一五キロやせて体調がよくなり、現在もそれを維持しているという経験をしています。このような日本食を食事の中心に据えるということを、皆様にも是非ともお勧めしたいと思います。

玄米と白米は、栄養学的に見てかなり違います。玄米には、澱粉、油、タンパク、ビタミン類、ミネラルなど、人間が必要とするもののほぼすべてが含まれています。ビタミンだけでも B_1、B_2、B_6、E、Kを含み、さらにリノール酸、リノレン酸、食物繊維、酵素など、人の体に必要な栄養素が豊富に含まれています。

一方、玄米を精白すると、胚芽を含む米ぬかと白米が得られますが、先ほどの栄養素のうち九五％が米ぬかのほうに存在し、白米には五％しか残っていません。ということで、白米は、玄米に含まれる人間に必要な栄養素がほとんど失われているといっても過言ではないのです。

栄養豊富な玄米ですが、栄養学的には玄米にも不足するものがあります。それはビタミンA、ビタミンB12、ビタミンCになります。それに関しては、蛋白、カルシウム、鉄などは充分ではなくても、最低必要量はあるので、玄米にプラスして野菜、海草、豆腐、味噌汁を食べることで、すべての栄養素が間に合うことになります。

つまり、玄米を主食にした伝統的な日本食は、栄養バランスがすぐれているので、栄養学で勧められている一日三〇品目も摂る必要はありません。

玄米は腹持ちもよく、少食ですみます。しかも、玄米を中心とした日本食は、少量ですべての栄養素がとれます。一方白米だと、十分な栄養をとるには、一日にほうれん草なら大皿で山盛り四杯、肉、魚なら三キロ、リンゴなら一〇キロも摂らねばなりません。白米ですべての栄養素を摂ろうとすると、胃腸に大きな負担がかかることになります。

また、玄米の糠の食物繊維は、胃腸を整え、便通をよくし、腸内の老廃物を排出し、腸内の働きを正常にする働きがあります。特に玄米の皮、すなわち米糠にはヘミセルロースという食物繊維が含まれます。ヘミセルロースは分子構造が鎖状になっていて、そこには有害物質を包み込む働きがあり、包み込まれた有害物質は便と一緒に排出されるようになっています。

つまり、玄米はデトックス効果が強く、便通を整えることで腸と血液をきれいにするわけです。さらに、玄米を食べると、白米と違って血糖値がゆっくり上がるため、膵臓に負担をかけないので、白米のように血糖値が乱高下して、体に悪影響を与えることはありません。糖尿病の方でも摂取可能です。

最後に、これはある意味すべての食養生にとって一番基本的で大事なことになりますが、玄米はよく噛まざるをえないので、噛むことによる認知症予防などの脳にいい効果もあります。

玄米の炊き方については、いろいろやりかたがあるのですが、ここでは原則をお伝えします。

玄米は白米と違い、土に埋めれば再び芽が出るような生命力をもつ食材です。生命ある食材こそが、病を癒したり予防することができるのですから、その生命力を発揮できる状況にもっていって食べるのが、一番望ましい方法となります。

玄米は、水分を吸収すると発芽のスイッチが入ります。発芽により酵素が活性化し、ギャバ（アミノ酸の一種でガンマーアミノ酪酸のこと。血流改善、中性脂肪抑制、精神安定作用がある）などが増えます。玄米には、種を守るためにアブシジン酸という軽い毒物がありますが、これも発芽によって分解されます。そのためある程度の時間、たとえば夏であれば八時間、冬であれば一二時間くらい玄米を水につけて、発芽を促してから炊き始めたほうがいいといわれています。

しかし、玄米を食べると胃がもたれるという方もいらっしゃいます。そういう方にお勧めなのが、酵素玄米です。これは、玄米を小豆と少量の塩で炊き、七〇度で三日ほど寝かせてから食べるやりかたです。三日間置くことで、玄米に含まれているギャバのような酵素の働きが活性化するとともに、玄米特有のパサパサした食感も、良い具合に水分が抜けてもちもちし、食べやすくなります。

手間を省くために、酵素玄米用の炊飯器も売り出されています。酵素玄米は、幼い子供も喜んで食べるような、消化に良く美味しいものなので、生活習慣病を防ぎたい方は検討されるといいでしょう。玄米の適量に関しては、松井病院などであしかけ六〇年くらい日野先生らと食養（食事で病気を治す診療科）にたずさわってきた児玉陽子さんによると、一日一〇〇〜一五

○グラム（茶碗二杯くらい）がいいとのことです。

●ファイトケミカル（植物化学物質）――抗酸化のすぐれた食品

菜食つまり野菜などの植物性食品も、健康を維持する上で非常に効果的です。

食が健康に寄与するメカニズムに関しては、「抗酸化」「抗硬化」「抗糖化」の三つの抗が、生活習慣病の予防、改善にとって重要です。野菜は、この三つの抗に大きな役割を果たしています。

まず、「抗酸化」に関してですが、野菜は、海藻や果物とならんで、ビタミンやミネラルが豊富に含まれるほか、ファイトケミカル（植物化学物質）とよばれる栄養素が多く含まれています。これらの栄養素は、抗酸化力がすぐれています。

なぜ野菜は、動物性食品に比べてファイトケミカルを多く含んでいるのか、その一つの理由としては、次のようにいわれています。

野菜が光合成を行うためには、太陽光が不可欠です。しかし、太陽光に含まれる紫外線は、動物と違い移動ができない野菜に対して、当たり続けることで大量の活性酸素を発生させ、野菜に強いダメージを与える可能性があります。そこで、この紫外線が植物内に発生させる活性酸素の害に対抗するために、野菜の皮や葉の表面に作り出すのが、抗酸化作用にすぐれたファイトケミカルなのです。

また、やはり移動ができない状況の中で、野菜は虫などの害からも自分を守らなければなりません。そのためにもファイトケミカルは働きます。にんにくのファイトケミカルから発生する臭いにおいは、にんにくを傷つけることで発生します。この臭い匂いを食べられた時に発することで、害虫から身を守っているわけです。

抗酸化作用をもつファイトケミカルとして有名なのは、ポリフェノールでしょう。赤ワインに含まれるポリフェノールは、優れた抗酸化作用により、血管内でコレステロールの酸化を防ぎます。

フレンチパラドックスといわれる、フランス人が動物性脂肪を多く摂っても心臓病になりにくい理由の一つは、彼らがよく飲んでいる赤ワインの中に含まれるポリフェノールの作用であるといわれています。

赤ワインに含まれるアントシアニンの他、プロアントシアニン（ブドウの皮、種に含まれる苦み成分）、カテキン（緑茶に含まれる）、リグナン（ごまなどに含まれる）、クルクミン（うこんなどに含まれる）も、すべてポリフェノールの仲間です。

ファイトケミカルには、抗がん作用があります。それには、ファイトケミカルのもつ強い抗酸化作用が大きく寄与しています。癌の発生には、活性酸素が大きな役割を果たしているからです。さらに、ファイトケミカルの抗がん作用は、抗酸化作用のみにとどまらず、発癌物質の抑制作用、免疫増強作用が関わっています。

発癌物質の抑制作用にもっとも効果的なのが、グルコシノレートというファイトケミカルのグループです。これらが豊富に含まれている食品は、ブロッコリーやキャベツ、白菜などのアブラナ科植物に多く含まれる苦味成分、ワサビやカラシ、マスタードなどに含まれる辛味成分になります。グルコシノレートは、植物内の酵素ミロシナーゼの働きによってイソチオシアネートに変化します。このイソチオシアネートが、癌の芽を発生させず、発生した癌細胞を自殺（アポトーシス）させる効果があります。

ファイトケミカルには、免疫増強作用もあります。作用機序としては、免疫細胞の数を増やす、免疫細胞を活性酸素の攻撃から守る、免疫細胞を活性化してその働きを高める、などがあります。ファイトケミカルが免疫力を増強することにより、脳腫瘍や癌などの生活習慣病が防がれることになります。免疫力が増強するということは、新型コロナの感染による発症も防ぐことにつながるでしょう。

免疫細胞の数を増やしてくれるファイトケミカルには、キャベツのイソチオシアネート、バナナのオイゲノールがあります。活性酸素の攻撃から免疫細胞を守るのが、タマネギやニンニクに含まれるシステインスルホキシド類になります。すでに触れたアントシアニンなどのポリフェノールも、抗酸化作用で免疫細胞をしっかりガードします。免疫細胞を活性化するのは、ニンジンなどに含まれるβカロチンです。

ファイトケミカルを有効に食から摂取するには、二つ注意点があります。

一つは、ファイトケミカルは野菜の皮の部分に多いので、皮を剥いて食べるとファイトケミカルがあまり摂れなくなること。そのため、できるだけ皮つきで野菜を食べることが推奨されますので、無農薬有機栽培の野菜を摂取することが望ましいでしょう。それが難しい場合は、五〇度の湯で数分洗う事で、農薬がある程度洗い流されます。これに関しては後述します。

もう一つは、ファイトケミカルをより多く摂るためには、加熱して食べるということです。そのために最適なのは、野菜のスープを作ることです。野菜の茹で汁は、生の搾り汁の数百倍の抗酸化力があるといわれています。

私は休日になるとスープを作ります。ほぼ等量のキャベツ、ニンジン、タマネギ、カボチャをざく切りにして、ぎりぎりまで水を浸して二〇分煮て、それらを小分けに凍らせて、平日に摂るようにしています。味噌や天然のだしなどで味付けをし、それに「海のペプチド」（魚やにんにくなどを特殊なフィルターで丸ごと粉砕してペプチド状にしただし）を入れると、おいしく食べることができます。

●食物繊維——抗硬化のすぐれた食品

「抗硬化」とは、認知症や脳血管障害を予防するために動脈硬化を進ませないことを意味します。

動脈硬化を予防するのに優れているとされる栄養素は、食物繊維、カリウム、マグネシウム、カルシウム、たんぱく質、βカロチン、ビタミンCなどがあげられます。野菜は、これらの栄養素を豊富に含んでいます。

その中で、特に食物繊維は、第六の栄養素といわれるくらい重要性が認識されるようになってきました。

食物繊維は、腸内の余分なナトリウムを排出する働きがあります。それにより、血圧を下げ、動脈硬化を予防する効果があります。また、食物繊維は胆汁酸を排出します。その結果、肝臓の働きをよくし、コレステロールを減少させ、動脈硬化の予防に対して効果的に働きます。この作用は、癌の予防にも役立ちます。

食物繊維の多い野菜を摂取することで、ビフィズス菌や乳酸菌などの善玉菌を増やします。善玉菌は、大腸菌やウェルシュ菌などの悪玉菌の産生を防ぎ、腸内環境を整え、免疫力を高めます。

食物繊維を多く含む野菜としては、イモ類、豆類、ごぼう、オクラ、キャベツ、ニンジン、モロヘイヤなどがあります。免疫力を高めるということは、やはり新型コロナの発症予防にも役立つはずです。

●GI値の高い食べ物——抗糖化のすぐれた食品の食べ方

最後に「抗糖化」について。糖化反応とは、タンパク質や脂質が糖と反応すると、老化促進物質であるＡＧＥ（糖化最終生成物）を作り出してしまうことです。ＡＧＥがたまることで、体を構成するタンパク質が本来の役割を果たさなくなり、さまざまな生活習慣病につながります。

糖化を防ぐには、まず、食べ過ぎないことが大事です。そして、血糖値を急激に上昇させないものを食べるように心がけることです。

そのためには、GI（グリセミック・インデックス）値がより低い食品を選ぶようにします。

GI値とは、食品が体内で糖に変わり、血糖値が上昇するスピードを数値化したものです（食品一〇〇グラム当たり、ブドウ糖を一〇〇とした場合の血糖上昇率）。GI値が高いものほど血糖値の上昇は速くなり、低いものほど血糖値はゆっくり上がります。GI値の低い食品としては、玄米（55）、雑穀米（55）、さつまいも（55）、大豆（30）などが挙げられます。野菜は全般的に低いのが特徴です。

ふだんの食事では、食べる順番も大事です。まず、GI値の低い野菜から食べ、次にタンパク質を多く含む肉や魚などを食べて、GI値が高い炭水化物のごはんやめん類は最後にします。

このように、野菜は三つの抗つまり「抗酸化」「抗硬化」「抗糖化」により、玄米とともに生活習慣病の予防、改善に大きな威力を発揮します。

つまり、玄米菜食は、生活習慣病を予防、改善することで、新型コロナの発症予防に威力を発揮するということがいえるでしょう。

最後に、野菜の食べ方として、煮るだけでなく、生で食べることも生活習慣病の予防に有効です。なぜなら、人体の機能を維持する反応に関しては、すべて酵素（代謝酵素）が関与しており、生の野菜には酵素が豊富に含まれているからです。

実は、体の酵素製造能力には限りがあるといわれています。そのため食物酵素不足の食物を摂取すると、消化の段階で体は消化酵素を多く作り出して分泌しなければならず、限りある酵素製造能力の中で余分に消化酵素を作る分だけ代謝酵素を作る量が減ることになります。代謝酵素の中には病気の予防に役立っているものがあるため、不足すると体の機能がうまく維持できずに病気にもなるし、その病気が治りにくくもなるといわれています。

野菜の酵素を摂取する注意点としては、四八度以上で酵素は失活（活性化エネルギーが失われること）するということです。

そのため生の野菜を食べることが推奨されるわけですが、病気の予防や治療には多めに摂る必要があります。それには野菜のジュースを作ることで、大量に酵素を摂ることができます。ただし、しぼりたてでなければ酵素の効果は期待できないので、摩擦熱の少ない低速ジューサーで作ることが推奨されます。

生野菜ではありませんが、酵素を補給できる最適な食品があります。それは、発酵食品です。日本では、味噌、納豆、しょうゆ、酢、漬物などが代表的な発酵食品です。発酵食品についてのは後ほど詳しく説明します。

野菜のみならず、すべての食材は、一二〇度以上の油で揚げると、アミノ酸のアスパラギンとブドウ糖や果糖が化学反応を起こしてアクリルアミドという発がん性物質に変化します。したがって、揚げる、焼く、炒めるなどはなるべく止めて、煮る、蒸すなど一〇〇度以内の調理法か生で食べることが安全です。
また、そうした野菜の食べ方が自分に合うかどうかは体質が関係しており、漢方でいうところの陰の体質は煮た野菜、陽の体質は生野菜が身体に合うといわれています。

原則2　肉、乳製品、砂糖、小麦粉、卵は少なめにする。特に癌などの生活習慣病の場合は極力摂らない……評価は「優」・治療法は「晩秋」

註）卵に関しては、平飼いの質のいいものは週に1個であれば問題ない。運動をしていればもっと摂取可。

●なぜ肉食がさまざまな生活習慣病を引き起こすのか

肉食が、健康によくないということについては、疫学的に大規模な研究をしたマクガバンレポート、キャンベルのチャイナプロジェクトなどでも結論づけられました。それだけではなく、イギリスの保健省やハーバード大学の長期間にわたる一万から十万単位の人たちへの大規模な研究でも、肉食と癌や心臓病との強い関連が指摘されています。

実は、肉食を多くせざるをえない糖質制限食には、このような誰もが疑いようのない大規模で長期間の疫学研究は全くありません。それどころか糖質制限食が突然死を含めた心疾患、癌を誘発するという報告があり、長期間行うのは健康を害する可能性が高いといわれています。

では、なぜ肉食がさまざまな生活習慣病を引き起こすのか、その理由として、まず植物性食品にはたっぷり含まれているファイトケミカル、食物繊維が、肉には全く含まれていないことがあげられます。つまり、生活習慣病の予防に役立つ三つの抗の働きが、肉食ではほとんどないことになります。それどころか、血管を詰まらせる飽和脂肪酸が肉には非常に多く、むしろ生活習慣病を促進します。

また、肉食により悪玉コレステロール（ＬＤＬ）が増えます。そのため、免疫力が低下し、癌につながります。私たちの体内では、絶えず癌の芽ができていますが、免疫の仕組みによって、でき次第それが摘まれています。

なかでもマクロファージは、ＮＫ（ナチュラル・キラー）細胞などとともに、癌の芽をいち早く摘む役割を担っています。マクロファージは、血流に乗って全身を見回りながら、異物や病原体（ＬＤＬもその一つ）を除去しています。動物性脂肪の過剰摂取によってＬＤＬが増えると、その処理にかかりっきりになり、マクロファージが癌の芽をつむことが難しくなります。結果として、発癌しやすくなったり、癌の転移や再発の危険が増したりします。

さらに、肉類は腸内で腐敗しやすく、腸内バランスが崩れて大腸菌やウェルシュ菌といった悪玉菌が増えてきます。これらの悪玉菌は、インドールやアミンといった毒性物質を出し、大腸壁が刺激され、癌が発生、進行しやすくなるといわれています。

それに加えて、動物性脂肪を摂取すると、それを分解・吸収するために肝臓から「胆汁」が分泌されます。これは一次胆汁酸といって無害なのですが、それが腸内に排出されると、腸内細菌に代謝されることで、二次胆汁酸となります。二次胆汁酸には発癌性があり、これが大腸癌の原因になるといわれています。

実は肉、特にハムやベーコンなどの加工肉自体にも発癌性物質が含まれていることは、最近WHOがそれを指摘したことでも知られるようになりました。その一つであるニトロソアミンは、蛋白質と加工肉の発色剤によく使われる亜硝酸ナトリウムが反応してできるため、特に発癌リスクが高いと考えられています。

肉に含まれている燐酸や硫酸は血液を酸性にするので、これを中和するために歯や骨のカルシウムを溶かし、骨粗鬆症を誘発します。

肉食は、たとえばイヌイットが肉食しかしなくて長寿であるように、酵素をたっぷり含んだ良質の生肉であれば体にいいのかもしれません。しかし、日本人はイヌイットと食生活の習慣が歴史的に全く違います。日本人には日本食が最適なこと、世界中の環境破壊の大きな原因は家畜のえさを供給するために起こっていること、多くの肉は劣悪な環境と劣悪なえさで飼われた動物由来であること、そして、日本人の心情として、そのようなある意味悲しみに満ちた肉を食べることが日本人の慈悲の心にかなうのかということなどを考え合わせると、できるだけ肉食は最小限にすることがよいという結論になるかと私は考えます。

しかし、蛋白質が必要な高齢者は、ある程度食べた方がいいと思います。食は原則さえ知っておけば臨機応変にいくべきで、肉は全く駄目だという原理主義はあまりよいこととは考えていません。

●乳製品の健康への悪影響

乳製品の中で牛乳に関しては、戦後米国人並みに体位を向上させたいということで、学校の給食などで飲むことを奨励されました。実際、牛乳により成長ホルモンがより分泌されたためか、日本人の体位は向上しましたが、しかし、それに関してはいろいろと問題があります。

まず気候風土的に、牛乳の生産にあまり適さない日本で、健康食品として飲むこと自体に無理があります。

「身土不二の原則」――人間はその住む地域でその季節に採れたる食物を摂るのが最適である――からみると、戦前まではあまり飲まなかった牛乳を急に飲むようになったことは、その原則に合いません。その証拠に、牛乳の中に含まれる乳糖を分解する酵素が日本人には約五％しかなく、一方牛乳を昔から飲んでいる米国人は約九〇％、デンマーク人は約九八％において認められますが、身土不二とはまさしくこのことになります。

日本人のように乳糖分解酵素をほとんど持っていなければ、乳糖をエネルギー源として利用できず、食品としてきわめて効率が悪いことになります。実際私は、子供の頃から牛乳を飲むとお腹の調子が悪くなるため、飲用をあきらめた記憶があります。

さらに本質的なことをいいますと、これは食養（健康保持や体質改善のための食事を通した養生の方法）にたずさわっている人、たとえば前述の児玉陽子さんがよくおっしゃることですが、牛乳は牛の子どもが育つためのものであり、牛も成牛になると牛乳は飲みません。ましてや異種である人間が、特に腸管が十分に成熟していない乳児期から牛乳を飲むことは、大きな危険を伴います。

まず、新生児の消化管系の感染症は、人の初乳を与えることにより初めて効果的に予防し得るといわれています。新生児に牛乳や粉ミルクを与えると、大腸菌の定着が起こり、病原性大腸菌性疾患や他の腸内細菌性疾患の危険が非常に高くなり、全身感染症も起こりやすくなります。さらに牛乳で育てられた子供では、アレルギー性疾患罹患率が高く、たとえば湿疹などは、母乳で育てた子供の七倍も高いといわれています。

牛乳がアレルギー反応を起こす成分は、カゼインという蛋白質だといわれています。カゼインは腸から吸収しにくく、腐敗や異常吸収を起こしやすいからです。腸管が十分に成熟していない乳児期に牛乳を飲むと、カゼインが腐敗や異常吸収により腸管から血中に入ることで、異種蛋白であるカゼインに対するアレルギーを起こすと推測されています。

さらに牛乳は、アレルギーのみでなく、前立腺癌のリスクを高めることが報告されています。これは、牛乳がインスリンやインスリン様成長因子の分泌を刺激する作用が関係しているようです。インスリンやインスリン様成長因子は、癌の発育を促進すると報告されています。

前出の米国の栄養学者のキャンベルによれば、フィリピンの貧しい子ども達にアメリカの援助プログラムとして粉ミルクを与えたところ、粉ミルクを飲んでいた栄養価の高い子ども達に、肝臓癌の発症率が高かったという報告をしています。

結論として、乳製品に関しては様々な報告がありますが、趣味程度にとどめ、日常的に大量に摂取することは避けた方が無難であると私は考えています。

●砂糖が健康に良くない理由

ＷＨＯは、清涼飲料水のような砂糖入り飲料の摂取が、肥満や糖尿病の主因であり、避けた方がいいと警告しています。

砂糖はＧＩインデックスが高いため、大量に摂ると、血糖値が急上昇した後の急降下も激しくなり、そのためまたすぐに摂りたくなるといった中毒性があるといわれています。

また砂糖は、大量に摂ることで、体に大切なカルシウム、ビタミンＢ１などのミネラルを奪い、心臓病、癌につながるといわれています。やはり、砂糖も少なめに摂るべきでしょう。

●グルテンフリーの食事をめざす

小麦粉に関して、できるだけ摂取を避けるべきであるという理由は、大きく二つあります。

まず一つは、ポストハーベストの問題です。我々の食べている小麦はほとんどが外国からの輸入物です。小麦は収穫前にも農薬を使いますが、収穫して小麦粉にした後にも、船便で腐らないように農薬がたっぷりふりかけられます。この大量に使われた農薬が、当然身体に害を及ぼすわけです。

もう一つの問題は、小麦に含まれているグルテンというタンパク質です。

小麦の生産については、一九四〇年台より米国において、高い生産性をめざし、遺伝子組み換えを含む小麦の品種改良が精力的に行われた結果、何千種も新しい品種が誕生し、生産性の高い品種が世界中に広まりました。しかし、この急激な小麦の遺伝子の変化が、グルテンをそれ以前と似ても似つかぬものに変え、それに人間の身体がついていけなくなったせいか、アレルギーなどの様々な悪影響を与えるようになりました。

有名な話は、テニスのトッププレイヤーであるジョコビッチが、試合中に途中から急に体調が悪くなり、試合に負けることをくり返していたので、ある医師のアドバイスでグルテンフリーの食事に変えたところ、体調が非常によくなり、トップまで上り詰めたというものです。

もし普段から身体の調子が優れないというのであれば、二、三週間でもいいのでグルテンフリーの食事を試してみて、体調がよくなるかどうかをみることも必要でしょう。

最後に卵に関してですが、卵もやはり動物性タンパク質を含んでいるため、大量に摂るのは生活習慣病に結びつく可能性があります。一方で、レシチンなどの健康にいい成分も含んでおり、平飼いの卵であれば、少量ならば問題ないと思われます。かなり運動している人であれば、平飼いの卵であれば毎日食べてもいいでしょう。

原則3 発酵食品、海産物、きのこ類等をとる日本食が日本人の健康には合う……評価は「優」・治療法は「晩秋」

発酵食品が日本人の健康を守る

日本食の基幹をなすのが玄米菜食であり、それが様々な生活習慣病の予防にいいということを、原則1の項で述べました。ここでは、日本食を構成する他の要素について考えます。

日本食の最大の長所といってもいいのが発酵食品ですが、その代表として、大豆を原料として作られた味噌と納豆があります。

●味噌

大豆が発酵により味噌になると、大豆蛋白質の約六〇%が水分に溶け、約三〇%がアミノ酸になります。炭水化物もブドウ糖になり、消化吸収されやすくなります。つまり、大豆そのものを食べるよりも、味噌で食べるほうが、栄養素は消化吸収されやすくなるわけです。

さらに味噌には、大豆にはないアミノ酸やビタミン類が発酵によって大量に生成され、栄養価はさらに優れたものになっています。その中には、生命を維持するために不可欠な必須アミノ酸九種類がすべて含まれ、それにプラスして、ビタミン、無機質、不飽和脂肪酸、食物繊維などのきわめて多彩な栄養素が含まれています。

また、発酵により、抗酸化力を高めたり、血圧を下げたり、コレステロールを下げる物質が発生します。そのため味噌は、脳卒中や認知症、骨粗しょう症のような様々な生活習慣病のリスクを下げます。

かつて、日本人は塩分を摂りすぎており、味噌汁はその代表的な原因の一つなので、あまり摂らない方がいいといわれた時代もありました。実際に味噌汁にはどのくらい塩分があるのかというと、味噌汁一〇〇ミリリットル中の塩分含有量は一%、つまり一ミリグラム程度だといわれています。このように、味噌汁の塩分は必ずしも多くはありません。

味噌汁を作るときに具をたっぷり入れれば、汁の量を減らすことができ、塩分の摂取も少なくなります。塩分の摂り過ぎで問題になるのは、ナトリウムの過剰摂取が高血圧などの原因になるためですが、同時にカリウムを摂取すると、ナトリウムは体外に排泄されやすくなります。そのため、味噌汁の具にカリウムを多く含む緑黄色野菜や芋類、海藻類のワカメなどを組み合わせることで、ナトリウムの摂取を抑えることができます。

そして、たとえ同じ塩分量でも、食塩水そのものよりも、味噌から摂取する塩分のほうが血圧の上昇を抑えられることもわかってきました。このように毎日味噌汁を飲むことは、ちゃんとした具を入れれば、決して高血圧を誘発する恐れはなく、むしろ体にいいことがわかります。

●納豆

納豆は、煮た大豆を納豆菌で発酵させて作る食品です。味噌と同様、元々大豆に含まれている栄養素に加え、発酵させることによりさらに別の栄養素が加わっています。

その栄養素には、ナットウキナーゼ（納豆菌がつくり出す酵素であり、血液に含まれるフィブリンを分解して、血液をサラサラにし、血栓を予防する）、大豆イソフラボン（コレステロールの増加を防ぎ、動脈硬化を予防する）、ミネラル（カルシウム、マグネシウム等）、食物繊維などがあり、生活習慣病の予防には極めて有用な食品です。

●海産物（青魚、鮭など）

日本は周囲を海に囲まれており、朝から魚などの海産物を摂る習慣がありました。その海産物の中でも、魚や、昆布やわかめなどの海草類は、生活習慣病の予防に効果があります。イワシ、サバ、マグロなどの青魚や鮭には、オメガ3系の不飽和脂肪酸が多く含まれています。オメガ3不飽和脂肪酸の中で特に体にいいものが、ＤＨＡ（ドコサヘキサエン酸）とＥＰＡ（エイコサペンタエン酸）です。

ＤＨＡは、脳の神経細胞において、情報の伝達をスムーズに行えるように手助けします。脳の成長を助ける働きもあり、学習能力や記憶能力をアップさせるのに役立ちます。このことはもちろん、子供だけではなく、認知症予防にも役立ちます。

ＥＰＡは、血小板の固まりの発生を防ぎ、血液をサラサラにします。また、血管の柔軟性を高め、血管を健康に保つ働きがあります。ＥＰＡを摂ることで、動脈硬化を予防し、その結果脳梗塞や心筋梗塞などを予防することにつながります。

さらに、ＥＰＡは脳内の神経伝達物質であるセロトニンの働きを促してくれます。そのため、うつ病患者がＥＰＡを摂取すると、徐々に精神を安定させることができるようになるといわれています。また、大規模な調査によると、魚をよく食べている人ほど精神が安定しているということ、魚をよく食べている国ほど、うつ病患者が少ないということが報告されています。

DHAやEPAは、体内で作り出すことができない栄養素なので、食品から摂取する必要があります。そのため、魚を食べることが生活習慣病の予防にとても重要なのです。ただし、DHAとEPAは酸化しやすいので、抗酸化作用のある緑黄色野菜や柑橘類と組み合わせて一緒に食べることが大事です。つまり、魚と野菜を朝食べる伝統的な日本食は、やはり身体にいいことになります。

●海産物（昆布、わかめなどの海藻類）

味噌汁のだしなどに、昆布がよく使われます。昆布には独特のぬめりがありますが、その中にアルギン酸などの天然の水溶性食物繊維が含まれています。アルギン酸には、塩分を吸着させることで血圧を下げたり、血糖値を抑制したり、コレステロールを低下させる作用があり、動脈硬化の予防に役立ちます。

昆布のうまみ成分はグルタミン酸で、脳の神経伝達成分にもなる脳にいい成分です。さらに、脳の機能を妨げるアンモニアを無毒なグルタミンに変えたり、有害元素を体外に排出させる働きもあります。さらに 昆布には、甲状腺ホルモンの主原料となるヨードも豊富に含まれています。甲状腺ホルモンは、細胞の代謝機能や自律神経をコントロールして、いきいきとした雰囲気や安定した精神を保つのに役立ち、エネルギー代謝も促進させ、健康維持に役立ちます。

そして、日本人がよく味噌汁にいれる具が、わかめです。わかめにも、食物繊維が豊富に含まれています。わかめの食物繊維は、水に溶けないセルロースという不溶性食物繊維と、先にあげた水に溶けるアルギン酸という水溶性食物繊維があります。食物繊維が生活習慣病の予防にいいことはすでにお伝えした通りです。

また、わかめやひじきなどの海草類は、ビタミンB12とカルシウムを豊富に含んでいます。ビタミンB12には、脳の神経細胞の働きを活発にして、記憶力と集中力を向上させる働きがあります。カルシウムには、骨粗鬆症、高血圧、大腸癌の予防に役立ち、神経をしずめて、イライラを防ぐ作用もあります。

●きのこ類

日本食の中で、陸で採れるものとして、きのこ類があります。日本は山が多いので、きのこ類をよく食べていますが、その中でおそらく一番我々が食べているのはしいたけではないでしょうか。

しいたけには、さまざまな健康にいい成分が含まれています。

しいたけに含まれているエリタデニンは、血中のコレステロール値を低下させ、血液をさらさらにし、動脈硬化の予防効果があります。しいたけの旨み成分はグルタミン酸ですが、それが健康にいいことは昆布のところでふれました。

また、しいたけには、ビタミンDが豊富に含まれています。ビタミンDは、骨粗鬆症、糖尿病、癌を予防し、精神の安定にも効果的です。βグルカンは、しいたけなどのキノコ類に含まれる多糖体ですが、免疫力を高めて癌細胞を殺すのみならず、コレステロール値を下げ、腸内環境を整え、生活習慣病の予防に役立ちます。さらに、レンチシンというしいたけの成分は、血液中の過剰な中性脂肪やコレステロールを体外へ排出し、やはり動脈硬化を予防します。

しいたけには水に溶けにくい不溶性食物繊維が多く含まれ、健康維持に役立ちます。しいたけには驚くほどさまざまな健康にいい有効成分が含まれているのです。

原則4　水も含めたすべての食事から化学物質をできるだけ除く……評価は「優」・治療法は「晩秋」

食品中に、食品添加物、農薬などの化学物質がないほうがいいことについては、誰も反対する人はいないと思います。

しかし、国産の食品のみならず、世界中の食品が日本全国に流通するようになった現在、食品をできるだけ効率的に作る、できるだけ腐らせないといった目的で、多くの種類の化学物質が食品の中に含まれるようになりました。この現状に対して、毒性試験を行い、安全な化学物質と禁止すべき化学物質を分けているのが現実です。ところが、この毒性試験には次の様々な問題点があります。

1　当然、人間では実験できないこと。

2　その動物とは、多くの場合マウス、ラットなどであり、人間に近縁のものではないこと。

3　胎仔や老幼病弱動物への影響までは、ほとんど観察されなかったこと。

右のような理由で、毒性検査法で無害とされていても、必ずしも人間にとって本当に無害であるとは、明確にはいえません。だから、毒性がないと認可されたにも関わらず、市場に出てから問題が発覚し、禁止される化学物質が過去にはありました。私が小さい頃、甘みをつけるためにチクロが多くの食品で使われていましたが、発癌性や催奇形性を指摘され、禁止されたという歴史があります。

生産段階で食品に化学物質が入る問題もあります。化学肥料と農薬がその代表的な物です。化学肥料の問題点は、使用することで土壌のミネラルのバランスを破り、土壌が酸性化したり固化したりして、土壌中の微生物に悪影響を与え、地力を低下させることです。

そのため、その土壌から生ずる作物の、病虫害に対する抵抗性を低下させ、そのため結局、農薬の使用を促すことになります。ここから、悪循環が始まります。まず、地力低下を補うために、更に多量の化学肥料を使うようになり、これがまたさらに多くの農薬の使用を招きます。そのために、害虫の天敵が減少し、害虫や病原菌は耐性を増し、より一層強力な農薬を頻繁に使うということになります。

このような強力な農薬の残留した食品が、人間の健康に悪影響を与えないわけがありません。

よくいわれることですが、農家の人たちは出荷する野菜はそのように作っているけれど、自分用の野菜は別の畑で、農薬を使わずに作っているという話がそれを物語っています。

では、有機無農薬野菜を売っている店で野菜を買えばいいかといえば、実はそれが本当に無農薬かどうかもわかりません。なぜならば、ご自身はそのような作り方をしていても、周囲から農薬が飛んでくることもあるからです。

●買ってきた野菜から農薬を落とす方法

そこで、買ってきた野菜から農薬を落とす必要があります。いろいろ方法はありますが、低温スチーミング調理技術研究所代表の平山一政さんが提唱する方法が、一番簡便で費用のかからないやり方だと思われます。彼によると、野菜を五〇度で三〇秒から二分洗うことにより（野菜の種類により時間が違います）、次のような効果がみられるといいます。

- 野菜、果物の鮮度がイキイキとよみがえる（ヒートショックで気孔が開くため）。
- 野菜や果物の日持ちがグーンとよくなる。
- アク、臭みが取れて、甘味やうまみがアップする。
- 表面の汚れや酸化脂質がよく落ちる。

確かに、味もよくなることも大事ですが、表面の汚れ、つまり農薬などがこのような簡単な操作で落ちることが、この方法の非常にいいところかと思います。

ところで、残留農薬の問題を解決する上で私が注目しているのが、横堀さんや昆野さんらがひふみ農園で行っている農法です。彼らは、山下昭治博士が発見したπウォーターを使って農業を行っています。

πウォーターとは、人間や動物、植物にある生体水に限りなく近い水のことです。πウォーターの中には、二×一〇マイナス一二乗モルという超微量の二価三価鉄塩が含まれています。生きている人間や植物には二価三価鉄塩がありますが、死んだ動物の体内や枯れてしまった植物の中には、この二価三価鉄塩がありません。人間は日々の仕事や生活で活性酸素が発生し、毎日身体が酸化し、その結果として病気につながります。

πウォーターは、この生きた生体内にある二価三価鉄塩を含んでおり、そのため人間や動物、植物の酸化してしまった体を、元の酸化していない状態へ戻す作用を持っているといわれています。

πウォーターを使うことで、植物において正常な成長（栄養がかたよらず、奇形が起きない）、再生能力の獲得（障害を受けた細胞、組織が再生する）、生体機能の増進（運動、消化、吸収その他の諸機能が増す）、成長促進（エネルギー効率が良好となり、成長が促進する）、有害イオンの阻止（有害金属イオンの作用を止める）、病原菌の阻止（病原菌の増殖を止め、抵抗力をつける）、環境の浄化（悪い水質・土壌を改質、改善する）などのいい作用が起こります。

πウォーターのこれらの作用を利用して、ひふみ農園は、無肥料、無化学、無畜産系肥料で野菜を育ててきました。具体的には、五平方メートルあたり二〇〇リットルのπウォーターをまくことで、土の中に団粒ができ、耕盤層が消え、水はけがよく保水性の高い理想的な土壌を作ります。そこで無農薬無肥料栽培プラス栄養分としてπ腐葉土、π魚粉を使うと、植物が虫に食われずに勢いよく育ちます。

他の農家は化学肥料と動物性肥料を使っているので、虫が好物である窒素分を求めてそこに集まり、農薬をまかざるをえなくなるという悪循環になります。さらに硝酸態窒素という毒物が発生し、その汚染物が人体に入ると発がんに至る可能性があります。πシステムでつくったものは、これを安全域まで落とす作用があり、やはり安全性を担保しています。

さらに、こうしてできた安全な野菜から「πライフ（シリーズ）」というサプリメントを作っています。これを摂取することにより、特に都会に暮らしているとほぼ不可能な、新鮮な無農薬野菜を簡単に取ることが可能になります。現在世に出ているサプリのほとんどは化学物質が入っており、本当に健康にいいかというと疑問符がつきます。一方、ひふみ農園が自然原料から作ったサプリの特徴は、「あまり安くない、作るのに時間が掛かる、でも健康には良い」ものです。

残念ながら安いサプリは、安い分だけ手をかけて作っていないので、健康にはあまり役立ちません。

ひふみ農園で作ったサプリの一つが「πライフ・マルチビタミン」です。原料は、玄米、ニンジン、ジャガイモ、玉ねぎなどです。豊富な栄養成分が、無農薬の新鮮な状態でサプリになっているので、服用することにより還元作用、つまり抗酸化作用が発揮され、結果的に血行促進・血流改善効果、デトックス効果（利尿作用・便秘解消効果）、免疫機能強化効果が体内に起こり、健康の増進に役立つことになります。

このサプリを飲んだ人たちの体験談を聞くと、アトピー性皮膚炎や花粉症などのアレルギーが改善した、冷え症がよくなった、睡眠の質が上がった、下痢便秘がなくなった、薬の量が減った、風邪を引きにくくなった、足のつりがなくなった、などの感想があります。生活習慣病の予防、改善に役立つサプリといえるでしょう。

原則5　食事量を減らす（断食を取り入れる）。……評価は「優」・治療法は「夏」

断食は体にいい食事というのではなく、食事をしないから体にいいということになります。以前から断食は健康にとっていいことがわかっていました。断食の歴史は長く、あらゆるメジャーな宗教はすべて断食を取り入れており、特に有名なのがイスラム教のラマダンです。なぜ宗教で断食を取り入れているかというと、修行と言う意味もありますが、やはり脳を含め体が活性化することも大きな理由になります。

●断食のメリット

断食は、脳を含め体に対して、どのようないい効果があるのか、考えてみたいと思います。断食をすると、当然飢餓状態になるのですが、これは人にとっては大きなストレスになります。このストレスに対する反発力、つまりいわゆるホルミシス効果を脳や体に起こすことが、自然治癒力を高め、さまざまな病気や症状を治す力として現れます。

これは、全身の細胞レベルでも起こります。細胞は厳しい環境になると、生き残るために、生命を維持するのに足を引っ張る物を分解し、排出します。これをオートファジー作用（自食作用）といいます。オートファジー作用は、生き残るために自分自身の悪い物を食べてしまうという意味です。そのため断食により、体内のコレステロールや腫瘍を分解することもあります。

分解のメカニズムは以下の通りです。生きていくにはエネルギーが必要です。断食で食のエネルギーがはいらなくなると、最初にエネルギーとして使われるのは血糖、ついでこれがなくなると体内にあるグリコーゲンがエネルギーとして使われるようになります。それもなくなると、体内にある脂肪を燃やしてエネルギーにしようとします。それもなくなると今度は筋肉、そして最後の最後には、脳や内臓などの大事な組織からエネルギーを得ようとします。その過程で、血管の壁にたまったコレステロールやアテロームなど余分な物質が分解される際に、腫瘍も分解されることがあるのです。

有害物質が体内に蓄積し、体脂肪に沈着すると、癌をはじめさまざまな病気を誘発します。しかし、体脂肪に沈着したこの有害物質も、断食によって脂肪の分解とともに排泄できるようになります。

断食により、消化管からも毒素、老廃物が排出されます。特に、現代人のように過食気味であれば、腸の中に腐敗した老廃物がたくさんあり、そこからの毒素が血液に入り、病気につながります。断食をすると、消化、吸収をする必要がなくなるので、この老廃物を排泄することに集中することが可能になります。特に、食養で様々な病気を治してきた名医である甲田光雄先生のおっしゃっている宿便（長年腸にたまり壁にへばりついてなかなか排泄されない老廃物）も、断食にて排泄されるといわれています。

このように断食は、ストレスに対する反発作用により余分なものを分解排泄し、生命力が上がることが大きなメリットです。そして、それ以外の断食のメリットの一つが内臓を休ませることです。

現代人は特に過食の傾向が強いので、消化管を休ませることで様々な消化管の疾患が改善します。消化酵素を使わないことで代謝酵素を作る余裕ができるので、体が健康を取り戻すための様々な反応をすることが可能になります。食事を少なくする方が体温も上がり、様々な代謝が活発になるのです。

断食によりどのような物質が脳から分泌され、機能をよくするのでしょうか。

断食を行うと、視床下部が活性化し、そこから脳下垂体に刺激が入り、ストレスに強く対抗するホルモン、たとえばＡＣＴＨ（副腎皮質刺激ホルモン）が出て脳を活性化します。

セロトニンの増加により、精神疾患たとえばうつ病に効果があります。そして、ＢＤＮＦ

（脳由来神経栄養因子）が増え、新しいニューロンの形成、シナプスの発達、脳内の情報伝達が促進され、認知症やアルツハイマー、加齢による記憶力の低下、パーキンソン病などの予防につながります。

断食中、脳への栄養素が絶たれると、脳のエネルギーと言われているブドウ糖の代わりに、脂肪が分解してできるケトン体を、脳はエネルギー源にします。脳内にケトン体が増えると、α波が出てリラックスしたり、感覚が鋭敏になり集中力がアップします。さらに、糖のほかにケトン体というエネルギー源を獲得することによって、脳はよりたくさんのエネルギーを得ることができるようになります。そのため、アルツハイマーの予防に効果があるといわれています。最後に、長寿遺伝子であるサーチュイン遺伝子を活性化させ認知症を予防します。

このように、断食によるさまざまな脳への作用が、脳の活性化、それによる脳や身体の病気の予防や改善につながります。こうした作用が、昔から宗教などが断食を取り入れてきたことの理由になっているように思われます。

動物実験でも、断食などの食事制限が長寿にいいことが証明されています。

ラット、ハムスター、マウスを使って、食事を制限する時期によって、生存率がどのように変化するかをみた実験があります。その結果、食事制限しないでお腹いっぱい食べたグループが一番早死にし、二番目は一生食事を制限したグループ、次は最初に寿命の三分の一年間は自由に食べその後制限したグループ、もっとも長生きだったグループは、最初の寿命の三分の一年間は食事を制限し、その後自由に食べたクループでした。この結果は、ラット、ハムスター、マウスすべてに共通でした。

この結果を人間に当てはめると、若いころは粗食をして、年を取ると自由に食べるのがいいことになります。日本が長寿大国になったのは、戦争を経験した世代がそのような食事をしてきたことが大きいかもしれません。

●簡単な断食法からはじめる

時間の余裕があり、どこかで指導を受けながら断食できる人は問題ないのですが、忙しい現代人が一人で断食をする場合は、どのようにすればいいのでしょうか。

そんなときの一つのやり方が、半日断食です。半日断食とは、一二時間から一六時間の間食事をしない、ただしその間に野菜ジュースなどは飲んでも問題ない、という簡単な断食です。

江戸時代中頃まで、日本人は、「朝飯前」といって、朝は食べずに農作業などをして、朝飯を昼くらいに食べるのが普通でした。朝・昼・晩と一日三回食事を摂るようになったのは江戸中期以降だといわれています。

私も半日断食を、週末を含めて週に四日くらい行っており、数年で体重が一五キロ減少し、そのままベストの体重を維持しており、体調がいいことを実感しています。無理してダイエットをしているわけではなく、半日断食で胃が小さくなったせいか、食べてもすぐにお腹が一杯になります。たとえ人との付き合いで大量に食べたとしても、翌日は食欲がなくなり、身体が自然とベストの体重を維持しているような感じになっています。

断食が効果的な病気はどういうのがあるでしょうか。前出の甲田光雄先生は、長年食養を病院で行い、多くの病気をよくしてきました。彼の本によると、本格的な断食のみではなく、半日断食でも何回か繰り返すことで、以下の病気が予防もしくは改善したとのことです。この半日断食は、食養、主に玄米菜食とセットで行います。

改善した病気には、高脂血症、脂肪肝、高血圧、脳卒中、心臓病、糖尿病、癌、アトピー性皮膚炎、気管支ぜんそく、慢性のウイルス性肝炎、腎炎などの腎臓の疾患、膠原病（多発性硬化症、全身エリテマトーデス、ベーチェット病）、慢性疲労性症候群、心身症、慢性的な胃炎や腸炎、胃腸虚弱、胃潰瘍・十二指腸潰瘍、腰痛や肩こり、冷え症などがあり、生活習慣病のほとんどに効果があるようです。

断食を行う上での注意点ですが、断食を食養のある病院で行ってきた児玉陽子さんによると、病気が重症の人は断食をしてはいけない、たとえ軽症の人でも、食べ始めると食欲が出て、症状が悪化する可能性があるので、性格によっては難しいケースがあるとのことです。半日や一日の断食は自分でやっても問題はありませんが、それ以上の本格的な断食は、経験の豊富な指導者の元でやるべきでしょう。

原則6　スーパーフードを併用して、食養法が長く続くようにする。……評価は「優」・治療法は「初秋」もしくは「晩秋」

これまでお話してきたことは、多くの人が実践してきて、多くの人が有用性を認めてきたことですが、スーパーフードをいろいろ比べて、それを臨床で評価した例はあまりないかと思います。しかし、私のように西洋医療の最前線の病院で働いている医師にとっては、病院で今まで述べてきたような、たとえば玄米菜食はなかなか実践できません。そのため、おのずと治療の最初から服用可能なスーパーフードが、統合医療の現場ではきわめて重要だと考えるようになりました。

●スーパーフードとは何か

スーパーフードの一般的な定義は、以下のものです。

「栄養バランスに優れ、一般的な食品より栄養価が高い食品である。または、ある一部の栄養・健康成分が突出して多く含まれる食品である。そして食歴が長く、何世紀、何十世紀にもわたって人々の健康に寄与してきた食品である。それにより、人体に及ぼす可能性があるあらゆる問題が解明されており、その安全性に不安をもって食することがなく、ほかの食品に比べて信頼がおけるもの」

これから私がご紹介するスーパーフードの定義は、右の定義にプラスして、「私が経験して体がよくなるのを感じるもの、たとえば元気が出る、疲れがとれるなど。それに、周囲の人も同様の感想があるもの」ということも含めています。

私は、自分自身で実感のあるものだけを患者さんにお勧めすることにしています。それに、私は医師をやっておりますので、やはり健康に寄与するというのみならず、患者さんが訴える症状を改善する可能性があるときに、それをスーパーフードとしてお勧めします。もっといえば西洋医療との併用でいいのですが、治療成績の改善に役立つ可能性があるときに、治療を開始する最初から、スーパーフードとして患者さんに摂取をお勧めしております。もう一つ付け加えると、細胞や動物実験、臨床レベルで有効性が確認されていれば、もっと確信をもって患者さんにおすすめすることができます。

●スーパーフード（1）ニンニク

まず、私が患者さんにお勧めするのが、ニンニク油です。ニンニク油は、私の評価基準では「優」で治療法は「初秋」にあたります。ニンニク食には五千年の歴史があり、服用すると元気が出ます。ニンニク油は、作り方は後述しますが、ニンニクから簡単に抽出できます。

ニンニク油のもとであるニンニクと人間の関わりはとても長く、古代エジプトまでさかのぼるといわれています。紀元前三七五〇年頃に建造されたといわれている王家の墓からは、ニンニクの粘土模型が発見されています。また、エジプトのピラミッドには、「ピラミッド建築にあたり、その労働者に大量のニンニクやタマネギ、ラディッシュを与えた。そして、その購入のために高額の銀が支払われた」という内容が象形文字で書かれているのを、ギリシャの歴史家・ヘロドトスが発見しています。

その後ニンニクは、地中海経由でギリシャに伝わりました。そして、古代ローマ時代、ニンニクは遠征する兵士の「体力を維持する」「血のめぐりをよくする」「勇気を与える」野菜として欠かせない食材になっていきました。さらにニンニクはシルクロードを通り、中国へと伝わりました。医食同源の考えを持つ中国では、ニンニクは他に類を見ない素晴らしい食品として、予防医学や治療に使われました。そして、ニンニクは朝鮮半島を経由して、日本に伝わったといわれています。

ニンニク油とニンニクとでは、含まれている成分が違います。

生ニンニクの健康増進作用となる成分はアリシンで、ニンニク油のそれはアホエンです。アリシンは、ニンニクを傷つけた時に防衛反応で出る臭い匂いの元であり、抗菌効果やビタミンB1を吸収しやすくする作用などがあります。

ニンニク油に含まれるアホエンは、ニンニクを切ったりすり下ろしたものを、植物油やアルコールに漬けこむことで生成されます。アホエンは、アリシンに比べると安定した成分です。

アリシンは二〇℃、二〇時間でほぼ分解されます。アリシンを有効に取り入れたい場合には、食べるたびに切ったりすり下ろしたりする面倒な操作が必要です。一方アホエンは、ゼラチンを原料にソフトカプセル化したものを二五℃で一年間保管しても、アホエンの減少は二〇％にとどまります。

このように、アホエンを含むニンニク油は、保存性に優れていて、かつ取り扱いが容易です。

アホエンの生理機能としては、血小板凝集抑制作用、肝障害に対する保護効果、抗菌作用、抗腫瘍作用があります。

●ニンニク油の作り方

ニンニク油の作り方をご紹介します。まず、ニンニク油を作るのに必要な材料は、ニンニク三片とオリーブオイル（できればエクストラバージン）一五〇ccの二つだけです。

オリーブオイルには、ごま、サフラワー、ひまわり、とうもろこしなどの植物性油と比べて、非常に多くのオレイン酸が含まれています。オレイン酸は安定性にすぐれ、酸化しにくいだけでなく、血液の中にある悪玉コレステロールを取り除く効果があります。このことによって、動脈硬化、心臓病、高血圧などの生活習慣病予防が期待できます。

さらに、オリーブオイルにはビタミンA、K、Eが豊富に含まれています。特に豊富に含まれているビタミンEには抗酸化作用があるため、体内脂質の酸化を防ぎ、老化と関連する疾病予防も期待できるのです。さらに、比較的安価でどこでも手に入りやすい食品であるのも使うメリットになります。

【ニンニク油のレシピ】

●材料：ニンニク三片、オリーブオイル（できればエクストラバージンオイル）一五〇cc

1　ニンニクの皮をむく

2　ニンニクを細かくきざむ、またはすりおろし（すりおろすほうがより好ましい）室温で二時間放置する。このときに青く色が変わることがあるが、それは問題ない。

3　オリーブオイルの中に、2で作ったニンニクを入れ、五日間室温のままにする。

4　ニンニクをこして出来上がり

ここで注意しなくてはいけないのが、アホエンは八〇℃で壊れてしまうという特性です。そのため、ニンニク油は味噌汁に入れたり、パンに塗ったり、サラダにかけたり、直接飲むようにしてください。ちなみに、私は小さじで四～八杯を毎朝飲んでいます。

ニンニク油の脳に対する効果はつぎのようなものが認められています。

①記憶力アップ、認知症改善

人間の脳内では、多くの神経細胞がネットワークを作り、さまざまな神経伝達物質によって膨大な情報を伝え活動しています。その神経伝達物質の中でも、「アセチルコリン」は最も重要なもののひとつです。アルツハイマー病で亡くなった方の脳を調べたところ、このアセチルコリンが少なくなっているのが明らかになりました。

アセチルコリンは、アセチルコリンエステラーゼよって分解されることで、その機能が低下します。しかし、ニンニク油に含まれるアホエンはアセチルコリンエステラーゼの働きを阻害する効果があるのです。つまり、ニンニク油を摂取することで、脳の中で情報の伝達がスムーズに行われるようになり、ボケ防止やボケの進行を遅らせるのに効果があるのです。

さらに、脳の組織や細胞は毛細血管から酸素や糖を受け取り活動しています。ニンニクには、毛細血管の血流や微小な血液循環を良くする作用があるため、ニンニク油を摂取することで脳の神経活動が活発化し、記憶力アップにもつながるのです。

②脳卒中予防

脳卒中は、脳出血、くも膜下出血、脳梗塞など、脳の血管が破れたり詰まったりして、脳の神経細胞が障害される病気です。脳卒中が起きる原因はいくつか考えられますが、その一つとして生体内に生成する過酸化物の悪影響があげられます。ニンニク油には過酸化物を抑制する力があるため、脳卒中の発生を抑えられるのです。

③脳腫瘍に関する治療効果の増強

これは私の臨床経験になります。私は手術後にご希望の患者さんにニンニク油をおすすめしています。その効果の一つは感染予防であり、抗生剤と併用することにより抗菌作用が増強されます。また、上記の脳機能の改善作用があるので、術後の症状の回復にいい効果を感じています。

さらに、他のスーパーフードを初期治療に併用することにより、今まで一年くらいで亡くなられた膠芽腫という悪性脳腫瘍の患者の中に、数年以上生存する例が何例か出てきております。これに関しては後述します。

ニンニク油は、脳に対してのみならず、身体の健康に関しても様々な効果があります。癌の予防、高血圧の改善、コレステロールを下げる、痛風の予防、胃炎、胃潰瘍、胃がんの予防などがあり、ウイルスに対しても、直接殺す作用や、免疫力を上げてウイルス感染の発症を予防する作用があるので、新型コロナウイルスに対しても有効である可能性が高いと思われます。

これほど安価で効果のある、つまりコスパのいいスーパーフードを私は知りません。そのため、まず最初に患者さんにお勧めするスーパーフードが、このニンニク油になります。

●スーパーフード（2）ノニジュース

ノニジュースは熱帯地方が原産の果物からとったスーパーフードです。ノニジュースは、私の評価では「優」で、「初秋」の治療法になります。

私は毎朝起きた時に、これを三〇cc飲んでいますが、飲んだ直後から体に熱いものが広がり、脳が覚醒するように感じます。ノニジュースもニンニクのように歴史が長く、ポリネシア地方の島々では、ノニの効能が紀元前から知られていて、二千年に渡って奇跡のフルーツとして愛用されてきました。

このノニジュースに関しても、さまざまな医学的な研究がなされています。ノニジュースの有効成分としては、ビタミン、ミネラル、酵素、アミノ酸など一四〇種類以上の、驚くほど多彩な栄養素が含まれます。これが奇跡のフルーツと言われる要因です。

ヒトの体内では合成されない必須アミノ酸は九種類ありますが、ノニジュースはすべての必須アミノ酸を含んでいます。しかも、それぞれの含有量が豊富にあります。

また、ノニジュースに含まれるイリドイド配糖体は抗酸化作用が高く、活性酸素による細胞の酸化、すなわち老化を防ぐ働きがあることが知られています。太陽光線の強い熱帯地方で自生するノニには、太陽の強い紫外線から身を守る物質がどうしても体内に必要であり、その一

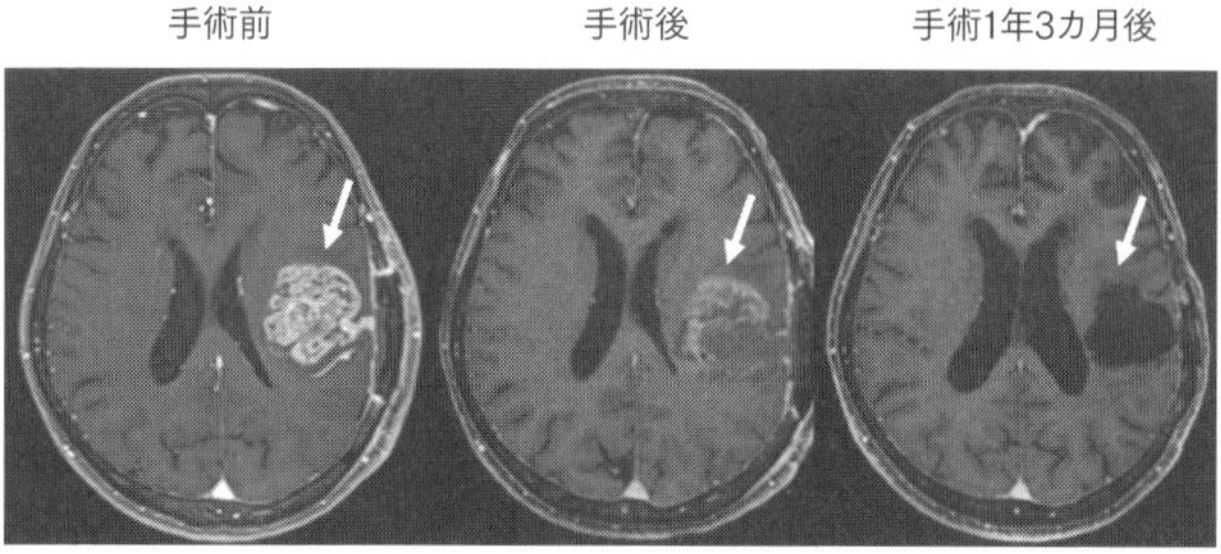

図1　74歳女性膠芽腫
失語症にて発症し、覚醒下手術で大部分摘出。この患者さんは、にんにく油、マルンガイ、ノニジュース、インターナチュラルを患者さんのご希望で初期治療中併用している。術後３１カ月たっても再発はない。

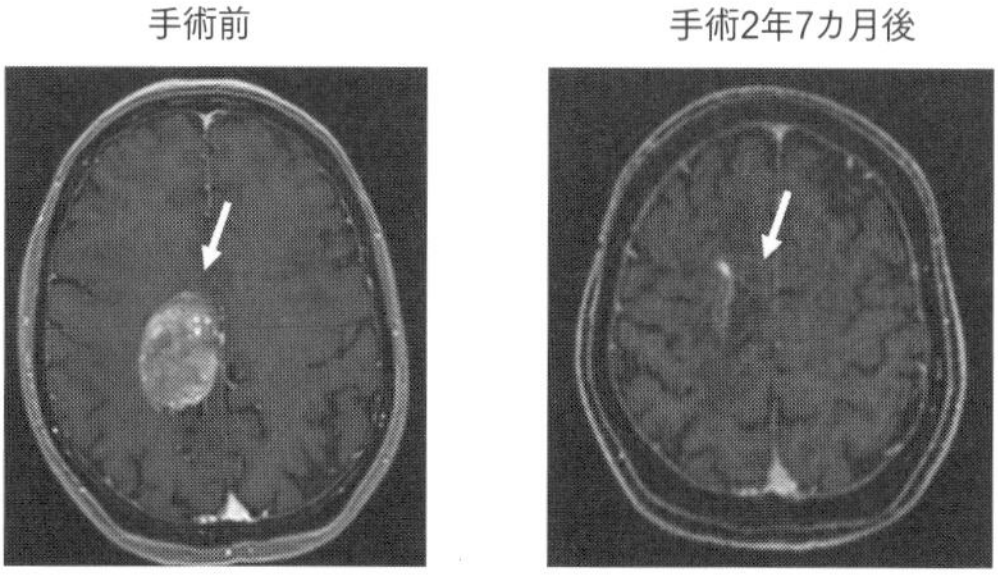

図2　60歳男性膠芽腫
歩行障害にて発症し、覚醒下手術で一部摘出。この患者さんは、にんにく油、マルンガイ、ノニジュース、インターナチュラルを患者さんのご希望で初期治療中併用している。術後36カ月たっても再発はない。

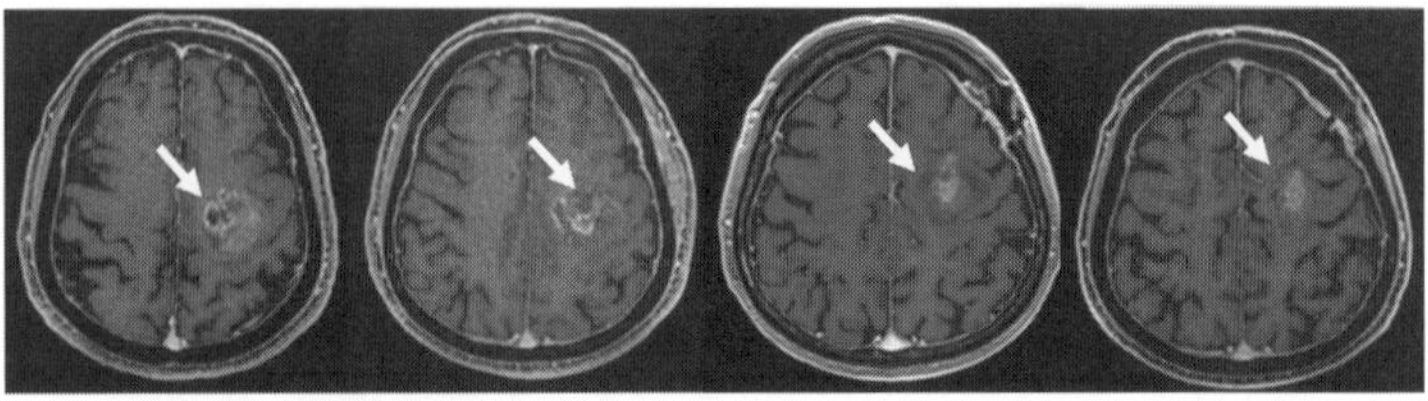

図3　70歳男性膠芽腫腫

右片麻痺にて発症し、覚醒下手術で麻痺がほぼ改善したが、増殖率が70％と非常に高く、初期治療の前に再び麻痺が悪化し、手が動かなくなった。ところが初期治療中からほぼ腫瘍は消失し、初期治療後は腫瘍が消失したのみならず脳浮腫も改善し、麻痺はほぼ改善した。この患者さんは、にんにく油、マルンガイ、ノニジュース、インターナチュラルを患者さんのご希望で治療中併用している。術後47カ月たっても再発はない。

つが、活性酸素の働きを阻害するイリドイド配糖体なのです。

さらに、ノニジュースに含まれるスコポレチンに血管の若返り作用があるといわれています。スコポレチンは、植物一般に広く存在するクマリンという香り成分で、ポリフェノールに分類される、やはり抗酸化物質の一種です。最近の研究で、このスコポレチンには、血管を拡張し柔らかくするという働きがあることがわかってきています。収縮した血管が押し広げられることで、血圧が下がって高血圧が緩和されるわけです。

最後に、ノニジュースには中鎖脂肪酸も含まれています。中鎖脂肪酸は、鎖の長さが短いので、脂肪組織に蓄積されることなく、肝臓で代謝しやすい形に分解され、エネルギーとして消費されます。中鎖脂肪酸からできるケトン体は、糖を利用できなくなったアルツハイマー病の脳でもエネルギー源として利用できるので、症状の改善に役立つ可能性があります。このことは、断食の項でもふれました。

これらの有効成分により、ノニジュースはさまざまな脳にいい効果をもたらしています。ネズミを使った動物実験において、アルツハイマー病の発症に大きく関わる、ベータアミロイドによる認知障害を予防すること、脳梗塞に起因する神経障害を予防すること、神経伝達物質であるアセチルコリンや脳の血流を増やして記憶を改善すること、などが報告されています。

また、ノニジュースには、神経伝達物質セロトニンに働きかけて、気分を爽快にし、心の活力を増す物質が含まれており、うつ病の治療効果も期待されます。

脳以外にも、ノニジュースは体に対して、すばらしい作用をおよぼします。

高血圧を改善、体内エネルギーが増加する、炎症を抑制する、抗菌作用がある、痛みをやわらげる、癌の予防もしくは増大を防ぐ、などです。

実際、食品の中で、動物実験で脳神経の保護作用と抗癌作用がわかっているのは、ニンニク油の有効成分であるアホエンとノニジュースの二つです。

そこで私は、脳腫瘍の初期治療において、ニンニク油、ノニジュース、インターナチュラル（後述）、マルンガイ（後述）を西洋医療と併用して服用することをお勧めしています。それにより、前述したような、一般的な西洋医療のみでは予後一年くらいの悪性脳腫瘍（膠芽腫）の患者さんが、いまだに三〜四年再発がない症例を数例経験しています。（図1〜3）

●スーパーフード（3）インターナチュラル

この三つめに併用しているインターナチュラルとは、インターフェロンを発見した小島博士が、様々な食品や生薬を調べ、また温度やpHなどの条件も最適化して、一番体内からインターフェロンが出る五つのもの（紫ウコン、南瓜種子、トウモロコシ花柱、ケイヒ、ハトムギ）の組み合わせたものです。私は、これが脳腫瘍に対する抗腫瘍効果にかかわる要因の一つではないかと考えています。

インターナチュラルに対する私の評価は「良」で、治療法は「晩秋」になります。最近、アルツハイマー病の治療にインターフェロンが有効であるという報告もあり、この組み合わせは、悪性脳腫瘍のみならず、認知症などの脳の疾患にも有効である可能性があります。脳以外にも、以下の疾患が改善したという臨床例があります。

癌（乳癌、腎癌、舌癌、子宮頸癌、大腸癌、前立腺がん）、呼吸器疾患（喘息）、消化器疾患（C型肝炎、肝硬変、肝機能障害、脂肪肝、逆流性食道炎、腸閉そく）、循環器疾患（高血圧）、ホルモン代謝疾患（糖尿病、高脂血症、痛風、バセドウ病）、アレルギー疾患（アトピー、花粉症）、痛み（帯状疱疹、頭痛、咽頭痛、リュウマチ）、感染症（口内炎、ヘルペス、肺炎）、自律神経疾患（メニエール病、倦怠感、低体温症）など、多くの生活習慣病に有効性が示されています。

インターフェロンを体内に作ることで免疫力を上げるということもあり、新型コロナが流行してからインターナチュラルは非常に売れているとお聞きしました。

●スーパーフード（4）マルンガイ（モリンガ）

四つめに併用しているマルンガイ（モリンガ）について、私の評価は「優」で、治療法は「晩秋」になります。

マルンガイもノニ同様に、熱帯地方で自生している植物で、やはり必須栄養素のほとんどを含んでいます。そのため、発展途上国では、特に子供や妊婦に栄養補給をするための重要な食品になっており、アジアやアフリカでは、どんなところでも発育する生命力の強いこの植物をどんどん植えて、栄養状態を改善しようという動きが広がっています。

マルンガイには様々な有効成分がありますが、その中には、ギャバ、ルテイン、ポリフェノールも含まれており、このため血圧を下げ、目を見えやすくし、抗がん作用も臨床的に認められています。

脳に関しても、不眠症を改善し、気持ちを安定させる作用が報告されています。また血圧を下げ、糖尿病を改善することで動脈硬化を防ぐ作用があり、日本でもよく服用されるようになってきています。

二〇二〇年二月に、フィリピンの保健省が、フィリピンでよくとれるマルンガイが新型コロナの発症予防にいいのではないかとの発表をしたという記事がありました。マルンガイのような生命力の強い植物は、免疫力も上げる作用があるので、新型コロナの発症予防に役立つということではないでしょうか。

●スーパーフード（5）ムクナ豆

マルンガイとある意味似たスーパーフードに、ムクナ豆があります。私の評価は「良」で、治療法は「晩秋」になります。

ムクナ豆も利用の歴史が長く、インドの伝統のアーユルヴェーダという医療では、元気になる豆として、古くから食されてきました。その栄養素は、エネルギー、炭水化物、タンパク質、脂質、各種ミネラルがあり、他の豆類と同等か、それ以上の豊富な栄養があります。

それだけでなく、このムクナ豆の有用な点は、アレロパシー（日本語では他感作用）といって、自身が放出する化学物質が、周囲の生物に阻害的あるいは促進的な何らかの作用を及ぼす点です。どういうことかというと、ムクナ豆の栽培跡地で雑草の発生を著しく減らすことや、トウモロコシの株の間にムクナを植えることで、トウモロコシの収穫量が増えることなどが証明されています。また、休耕地や不耕地などでのムクナ豆の栽培が、その土地を元気にすることもわかってきています。

適度な雨と気温さえあれば、痩せた土地でも栽培可能なムクナ豆は、過酷な条件の貧困な農村地帯でも、他の植物には期待できない食糧の供給源となります。このように、ムクナ豆はその収穫量の多さや栽培地を選ばないこと、豊かな栄養素を含むことから、将来の食糧危機を救うことが期待され、中南米などでは栽培が盛んになってきています。

さらに、ムクナ豆の特徴として、パーキンソン病の予防や改善に役立ちます。パーキンソン病は、年を取って神経伝達物質であるドーパミンの生成量が減少するために、脳からの指令が筋肉に十分に届かず、手が震えたり動かなくなることで、運動機能に障害が発生する病気です。

それを治療するには、たとえば病院ではドーパミンの原材料であるＬドーパを補いますが、ムクナ豆にはＬドーパが天然成分としてたっぷり含まれているため、これを食べることによってLドーパを補給することができ、パーキンソン病の治療や予防に効果を発揮します。

それらのムクナ豆の利点をいかすために、前述のひふみ農園が、「パイグレン」というサプリをつくりました。これを服用することにより、前述の様々な栄養素を補給できるとともに、脳内のドーパミンが増え、運動能力の維持、向上につながり、気持ちが前向きになったり、睡眠の質がよくなるなどの感想も利用者からはいただいているようです。そして無農薬有機栽培のサプリなので、自然の新鮮なものを食べるのと同じ効果が期待できます。

生活習慣病の予防、改善に役立つサプリ類

これから、私から見て、生活習慣病の予防、改善に実際に役立った臨床例をもっているサプリを何種類かご紹介します。サプリは誰でも手軽に摂ることができ、結果が出せるような質のいいものを選べば、病気の予防や改善に役立つ心強い味方になると私は考えています。

玄米酵素は、玄米、胚芽・表皮を麹菌によって発酵させたバランスの良い健康補助食品です。発酵によって各種酵素が生まれ、ビタミンB群やアミノ酸も豊富になります。

玄米酵素が生まれたきっかけは、この玄米酵素を販売している会社の創業者、岩崎輝明さんが、一九七一年に岡田悦次さんが開発した玄米酵素に出会い、ずっと抱えていた岩崎家の健康

不安を解消できたことからはじまりました。

そのとき岩崎さんのお子さんが一歳と三歳で、玄米を食べ続けられるような年齢ではなかったため、そのような幼い子供でも食べることができる玄米酵素のありがたさを感じたそうです。岩崎さんは、和食をベースにしながら、その補食として玄米酵素を全国に広げようと決意し、会社を立ち上げました。私も両国にある本社を見学に行きましたが、非常に志の高い会社で、日本食に関するセミナーや料理教室を定期的に開いて、一般人に対する食の啓蒙活動をしたり、様々な公に役立つ活動をしており、単に自社の製品の宣伝にとどまらない、日本人全体の健康を増進しようという初代社長の魂を感じました。

玄米酵素を摂っている人の体験談を聞かせていただきましたが、乳癌、肺癌、大腸癌、卵巣癌等の癌、悪性リンパ腫の改善例があり、アトピーの改善にも効果的です。特に、癌に対しては、酵素玄米にスピルリナ、グルカン、霊芝が入っているものを併用して服用するのが、黄金の組み合わせとして、病気の改善に効果が上がるようです。

次は、イムダインという会社のつくっている**免疫力を改善するサプリ**です。

私はサプリに関して患者にお勧めしてもいいものかを見極めるときに、大事なのはいい結果を残しているかどうか、サプリの成分が医学的にみて効果が上がるものを使っているかどうかをみるの当然ですが、同じように重視しているのが、社長が志が高い人物かどうかです。

前述の玄米酵素の初代社長の岩崎さんの志が、いまだに社員全員に引き継がれていい製品を造り出しているように、イムダイン社の本多社長も、日本の医療をサプリでよくしようという高い志がありました。特に彼が大腸がんを患ってから、その思いがさらに強くなったように感じるので、そのような会社の製品は信用に値すると私は考えています。

もちろん、この会社のサプリは病気に関して多くの改善例をもっており、その中でしいたけの項で述べたβグルカン主体のサプリに加えて、水素製剤のサプリの組み合わせが、効果が上がるようです。

この会社のサプリは非常に質の高いものを使っているのが特徴です。最近の症例でも乳癌、肝がん、前立腺がんの症例で、上記のサプリにより腫瘍マーカーが正常値まで改善しており、今後癌を中心に、症例に合わせてどのようなサプリを組み合わせれば効果が上がるのか、私自身も検討していきたいと思っています。

この会社のサプリは、主に免疫系を改善するものなので、やはり新型コロナが流行してから売り上げが上がっているようです。

次に**水素**について。水素は、ガスや液体やジェルやカプセルの形で大量に身体に供給することで、悪玉活性酸素（遺伝子等に障害を与え病気の元となる）であるヒドロキシラジカルを選択的に除去し、病気の改善につなげます。

また人間の活動エネルギーの元となるＡＴＰが、ミトコンドリア内でつくられるときの材料が水素になるわけですが、この水素の供給量を増やすことで人間の活動エネルギーをあげます。

その結果、次のようなさまざまな病気を改善させます。これは、サンテ・テクニカ社という水素水、水素ガス吸入器、水素入りジェル塗布などの、多くの水素関連の製品を病気の改善のために使っている会社が、過去に改善した病気の実績です。

脳疾患（パーキンソン病、認知症、筋萎縮性側索硬化症、読字障害、薬物依存症）、癌（咽頭癌、食道癌、乳癌、胃癌、肝癌、大腸癌、前立腺癌、子宮頸癌、膀胱癌、黒色腫、白血病）、循環器疾患（高血圧）、消化器疾患（クローン病、便秘）、ホルモン代謝疾患（糖尿病、高脂血症）、アレルギー（アトピー性皮膚炎）、痛み（偏頭痛、座骨神経痛）、膠原病（進行性エリテマトーデス）、眼科疾患（網膜色素線条症、糖尿病性網膜症、白内障、飛蚊症）、耳鼻科疾患（耳鳴り、突発性難聴）等、多岐にわたる生活習慣病に改善の実績があります。

実は、私も水素に助けられた経験があります。恥ずかしい話ですが、私はお酒が好きで、毎晩気持ちよくなるまで飲むので、毎朝起きると頭が重く、午前中は仕事の能率も上がらず、毎朝お酒を飲んだことを後悔していました。ところが、水素の入ったカプセルを夜に服用すると、二日酔いがなくなり、午前中から快適に仕事ができるようになりました。これは水素のもつ還元作用のおかげだと思います。

もちろんこれでいくらお酒を飲んでもいいということにはなりませんが、水素に大変感謝をしているところです。水素療法のいいところは副作用が全くないところです。またコロナウイルスに対する殺菌作用も認められています。最近は先進医療として保険適応にもなっており、今後の発展が期待される治療法です。

次は、**チャーガ**について。これに対する私の評価は「優」で治療法は「初秋」になります。

チャーガとは、白樺だけに寄生し、「奇跡のきのこ」「森のダイヤモンド」といわれるロシアのスーパーフードです。人工栽培はいまだ成功しておらず、白樺の二万本に一本しかみつからない希少価値の高いキノコです。

ノニやマルンガイは熱帯の強烈な日差しの中で育ったため生命力が強くなった植物でしたが、チャーガは逆にシベリアの極寒の地で育ったため生命力が強くなった植物といえるでしょう。

私がチャーガの効力を実感したのは、五年前松果体腫瘍（おそらく悪性）の患者の経験からでした。この方は出血をくり返してどんどん腫瘍が増大し、手術をせざるをえないところまで

2016.10.6　2016.10.24

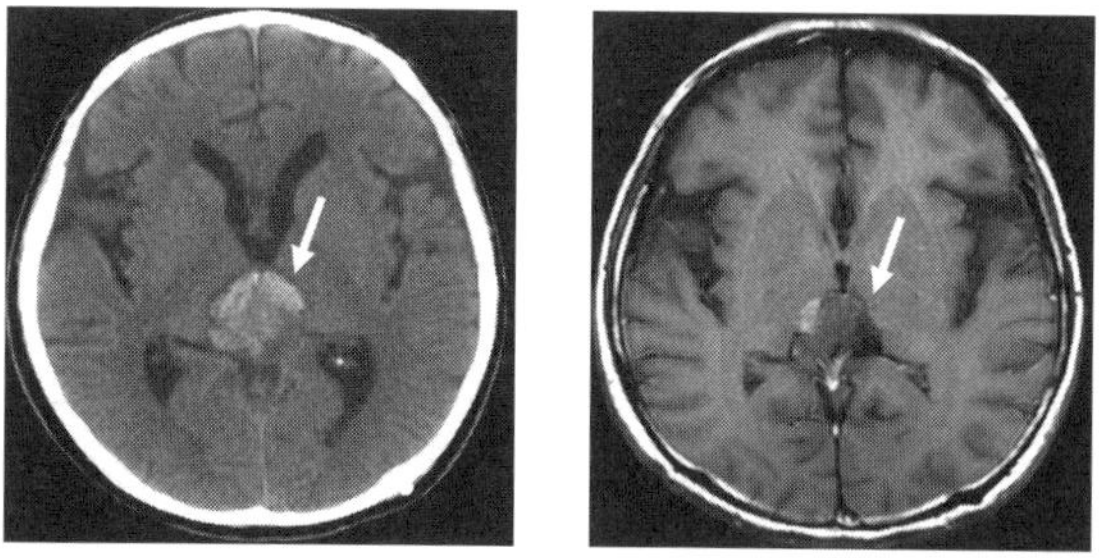

図4　54歳男性松果体腫瘍
2016.7.23認知機能低下、複視、歩行障害にて発症し、何回も出血を繰り返し増大し命にかかわる状況であったので、2016.11月に手術を予定、手術前の1月ほどの間母親の希望よりチャーガを開始。手術のために2016.10.24に検査をしたところ著名に腫瘍が縮小しているのがわかり手術を中止。外来フォローをしても再発はなかった。

追い詰められましたが、母親の希望でチャーガを試したところ、腫瘍が縮小し、その後再発がありませんでした（図4）。

チャーガには、βグルカン、ＳＯＤ酵素（スーパー・オキシド・ディスムターゼ：活性酸素除去酵素）、リグニン（食物繊維）、ミネラル等多くの豊富な栄養素が含まれており、そのため癌、糖尿病などの改善例が多くあります。実は米国のタフト大学で行われた単位重量当たりの抗酸化力を計る実験で、チャーガが驚異的に高い数字を出したという報告があります。

日本ではまだあまり知られておらず、今後日本で広がるにつれて、多くの効果的な知見が出てくるであろうという、期待の高いスーパーフードです。

最後は、日本発のスーパーフードです。まずは、**梅肉エキス**。これに対する私の評価は、「優」で、治療法は「晩秋」になります。

梅肉エキスは青梅のすりおろしを絞り、弱火でじっくりにこんだもので、日本では江戸時代から病気の予防や治療に使われてきました。

現在実験によりわかっている効能は、血流改善作用（ムメフラール、クエン酸による）、血圧安定、癌の予防、免疫細胞マクロファージの強化、カルシウム吸収の改善、結石予防（クエン酸による）、殺菌作用、抗アレルギー効果、鎮痛作用、疲労回復、肝臓強化、胃腸の活性化、強力なアルカリ性食品、美容効果であり、独特の酸っぱさも含めて、いかにも日本人に合いそうなスーパーフードです。

日本人の嗜好品である緑茶も、大規模調査で認知症予防に効果的であることがわかってきました。動物実験によると、その成分であるカテキンが関係しているようです。

ほかに高脂血症の改善、脂肪の蓄積の予防など健康増進にプラスになる効果があり、これも日々適量を飲むことは、脳や体にいいといわれています。最近カテキンが新型コロナを無害化するのではないかという発表もなされており、今後の研究に期待が持てると思われます。

原則7　食の原理主義者にならない。つまり、長期間偏った食事はせず途中でゆるめる。さらに、体質、季節を見て食養生を変える。特に高齢者はこだわらずに好きなものを食べる。

これが、食に関して私の考える最後の原則です。

食の原理主義者にならないというのは、戦後間もなくから最近まで、食養で名高い松井病院などで日野先生や長岡先生と共に、食養による病気の治療を多くの患者さんに行ってきた児玉陽子さんの、豊富な臨床体験からでた原則です。

たとえば、癌を治療する食養生にドイツ発のゲルソン療法というのがあります。児玉さんによると、これを二〇〇例くらい行いましたが、日本人にはこの療法は合わないとの結論に至ったとのことでした。

いくつか理由がありますが、その一つは、あまりにも野菜ジュースの量が多く、それだけでお腹いっぱいになり、他のものが食べられなくなることです。もともと、ゲルソン療法は頑健なドイツ人から出てきた治療法なので、彼らには可能なのかもしれませんが、日本人に関しては、多くの人が途中で挫折するようです。それに、体質の問題もあります。経験的な話になりますが、体質が陽であれば、ゲルソン療法にあるような生野菜中心でいいのでしょうが、体質が陰の人は、煮た野菜の方が合うようです。

このように、どのような食事療法が自分に合うかどうかは、自分で経験して自分で判断するのが最善でしょう。

また、食を原理主義的に徹底して守ると、やはり体がそのうちついていかなくなるようです。たとえば、塩に関してはゲルソン療法では全く摂らないようになっていますが、和食はカリウムが多いので、それを中和するのにナトリウムは必要であり、のどが乾かない程度、つまり6~7グラムは摂ったほうがいいようです。もちろん塩に関しては、今のイオン交換樹脂で作った人工塩ではだめです。やはり、ミネラルを含み還元力のある天然のものからとった塩にすべきであり、それであれば、むしろ摂った方が体にいいことになります。実際、ゲルソン療法で全くお塩を抜くと、どんどん患者さんは元気をなくすようです。

参考までに、食養の大家で実践家である日野先生が、様々な経験から編み出した食生活の二〇カ条を以下に紹介します。

食養に則った「食生活の二〇カ条」

1　合成添加物のなるべく入っていない食品、たとえ入っていても、できるかぎり安全性の高い添加物しか使っておらず、また、使用量の少ないものを選ぶ。

2　浸透性、残効性のある農薬を用いないで生産した食品を選ぶようにつとめる。

3　合成洗剤の使用は十分慎重にする。

4　精白穀物、精白糖など、精製度の高い食品は、なるべく用いない。やむを得ず用いる時には、多食をさけ、また、せめて強化米とか、強化精麦を混入するとか、糠や小麦胚芽をとるようにし、またカルシウム補給にもつとめる。

5　少なくとも日本では、獣鳥源性たんぱく質性食品のみを尊重し過ぎないように。

6　野菜、ことに有色野菜をよく食べる。

7　海草を常食する。

8　脂肪を適量摂る。

9　各種ビタミン、無機質、その他すべての栄養のバランスに注意する。

10　なるべく、その土地に、長年にわたって、たくさん収穫されてきたものを、その季節に、新新鮮な状態で、かたよらず順繰りに摂る。

原則的には、野菜の皮を剥かず根も葉も捨てず、魚の皮、骨、内臓も、できるだけ食べる。ただし、汚染の恐れの強いときは別。

12 なるべく、煮こぼし、茹でこぼしをせず（アクの強いものは別）、穀物をあまりとがぬようにする。

13 いつ、いかなる場合にも、誰もが、どんな食物でも、生食とか、2分間煮とか、長時間の過熱食にするのがよい、というように捉われるべきではない。果物食の可否についても、同様に捉われるべきではない。

14 塩分や水分も、できるだけ多く摂る方がよいとか、あるいは逆に、できるだけ少なく摂る方がよいという行き方も、もちろん捉われ過ぎである。

15 各食品の持ち味を生かして料理をする。砂糖、グルタミン酸ソーダ、その他いろいろの合成調味料を無批判に用いない。

16 過熱、過冷のもの、香辛料、刺激物（アルコール飲料を含む）を、多量、頻繁に用いない。

17 清涼飲料水、缶詰、インスタント食品類の多用〜頻用には十分慎重な注意を払う。

18 空腹でないのに、漫然と食事や間食をしない。しかし、空腹にすればするほどよいのではない。なお、就寝前約二時間以内の飲食を避ける。
19 よく噛み、唾液を十分に混ぜてよく味わい、楽しく腹八分目に食べる。
20 食事の直前、食事中、食後に、湯茶を多量に飲まないようにする。

この食生活の二〇カ条は、今まで私が述べてきた原則と一致する点が多いのですが、特に13、14の「捉われるべきではない」という言葉には含蓄があります。マクロビオティクスの創始者である桜沢如一先生やそれと反対の食養をやられた二木謙三先生を知っている日野先生ならではの結論かと思います。

日本人は、常に柔軟に現実に対応する民族なので、原則は知っておくに越したことはなく、ある程度は守るべきですが、食事も例外ではなく、常に自分の身体の具合と相談して、何を食べるか決めるべきかと思います。

■生活習慣病を予防、改善する「身体」からのアプローチ

これまで、食から生活習慣病を予防、改善するアプローチをお話してきました。ここからは

身体から生活習慣病を予防、改善するアプローチとして、私の考えるところ、経験してきたことをお伝えしていきたいと思います。食と身体はセットになります。両方をちゃんとやって初めて、生活習慣病の予防、改善ができるといってもいいでしょう。

●有酸素運動

身体に対するアプローチの中で一番重要なのが運動、特に有酸素運動です。

有酸素運動とは、肺から取り込んだ酸素の供給する範囲内で筋収縮のエネルギーを発生させ、呼吸、循環を刺激する運動のことです。脈拍が一分間に一一〇から一二〇を越えない範囲で、軽く汗ばむ程度の運動になります。速足で歩く、ジョギング、サイクリング、水中歩行などが有酸素運動になります。それが生活習慣病、たとえば認知症、脳卒中、心臓病、癌などの予防、改善に役立つという報告が、過去に多数あります。

まず、認知症の改善について。六カ月間のプログラムで運動をすることにより、記憶障害のある老人の認知機能が改善しました。運動している中高年は、アルツハイマー病を含め認知症になる可能性が減ります。特に、有酸素運動が、健康な高齢者の認知機能や注意力を改善します。その証拠に、有酸素運動は、高齢者の脳、特に海馬の体積を増やすと報告されています。

有酸素運動のうち、ジョギングは、前頭前野の機能を活性化します。運動による効果は、脳だけではなく当然全身の筋肉の維持にもつながります。筋肉量や握力の低下は、アルツハイマー型認知症になりやすいという報告があります。体の筋力を維持することで、体温や循環量が保たれ、脳にもいい効果があるのです。

●武道、ヨガ

アジアにおいて昔から行われてきた武道やヨガも、脳機能を改善するのに有効であると報告されるようになりました。

太極拳が、普通の運動に比べてより認知症予防に有効であるという報告は数多くあります。太極拳を行うことで、癌患者の疲労や苦痛、乳癌患者の上肢のリンパ浮腫、睡眠が改善するといわれています。

ヨガも同様の報告があります。ヨガは端的にいうとストレッチと瞑想が合体したものですが、ヨガをやることで、ストレスにより起こる交感神経や視床下部・下垂体・副腎系の過剰な活性化を抑制し、その結果うつ病や認知症予防に効果があると報告されています。また、ヨガは癌患者の不安、鬱、痛みを和らげ、生活の質を上げるといわれています。

運動は、脳卒中や心筋梗塞の原因である動脈硬化を予防、改善する効果があります。有酸素運動による動脈硬化の抑制効果が最大になるのは、活発なウォーキングやジョギングなどを、週に四、五日、三〇〜六〇分程度、最低四週間以上継続的に行うことであると、産業技術総合研究所の研究で実証されました。

癌の予防にも運動は有効です。国立がん研究センターの報告によると、男女とも身体活動量の多い人ほど、癌全体の発生リスクが下がります。特に、高齢者で休日にスポーツや運動をする機会の多い人は、よりはっきりとリスクの低下がみられました。

癌の部位別では、男性は結腸癌、肝癌、膵癌、女性は胃癌において、身体活動量の高い人ほどリスクが低下しました。運動強度に関しては、一八歳から六四歳までは、歩行またはそれと同等以上の強度の身体活動を一日六〇分、有酸素運動を週に六〇分程度行う事。六五歳以上では強度を問わず、身体活動を毎日四〇分行うことが効果的であるといわれています。また身体活動量が多い方が癌の再発率が低く、死亡率が低いという研究結果もあります。

●波動医療

ここでは、波動医療による身体へのアプローチが、臨床的にみてどのくらい病気の改善に実績があるかについてみていきましょう。

実は最近、脳に関しても、脳が働くのは、単なる神経伝達物質のやりとりだけではなくて、電磁波が脳細胞を働かせているのではないかといわれるようになってきました。米国で開発された、微小電流を流してうつ病や依存症、不眠症を治す機械があることも、その一つの根拠になります。

その機械とは、頭蓋電気療法刺激という方法で、両耳たぶに一ミリアンペア以下の微小電流を様々な周波数を変えながら二〇分くらい流すという、ほとんど副作用のない治療機器です。これは、ベトナム戦争後にＰＴＳＤ（Post Traumatic Stress Disorder：心的外傷後ストレス障害）などの精神疾患が帰還兵に増えたため、その治療のために開発されたもので、ＰＴＳＤのみならずうつ病、不眠症、依存症、不安症、認知症の治療に効果があることは、大規模な調査で科学的に証明されています。

この機械は、様々な周波数の電気信号を脳内に流しますが、おそらくその中のある特定の電気信号が神経細胞の受容体の共鳴周波数にマッチし、遠距離からでもラジオをチューニングするように、細胞機能を含むカスケード現象にいたる細胞の段階的な構造変化を増幅させるといわれています。つまり、様々な周波数の電気信号を流すことで、脳の各所の神経細胞が共鳴し、機能が変化、改善するということのようです。

この電気信号が、ストレスでできた、足の領域にある異常に活性化した回路の活性を下げ、それが様々な症状の改善につながることが報告されています。これはおそらく、足以外の脳の部位、特に視床下部が共鳴により活性化することで、異常な回路が消えていくのではないかと推測されます。

いずれにしても、物質ではなく、電磁波が脳の働きに大きく関わっていると解釈しないと、この機械がなぜ様々な精神疾患の改善に有効なのか、理解できない話になります。

実はストレスは、足の領域を異常に活性化し、それが夜などに足がむずむずして眠れないといった症状につながります。なぜ足が、ストレスで活性化されるかといえば、ストレスとは自分にとって敵になるので、脳は敵に対して戦うか逃げるかをしようとするのですが、戦うのも逃げるのも足を使わざるをえず、足の領域が活性化するわけです。

しかし、ストレスを受け続けると、その足の領域がずっと活性化され続けるために、そこに異常な回路ができ、それがストレスによる精神疾患の原因になります。

私の患者でも何人かいますが、ストレスで足の領域が刺激され続けると、最後には足の領域が疲弊することで血流が落ち、歩いていて突然ばたばた倒れるようになります。こうなる前に、これからお伝えする副作用のない波動医療で治療することが肝要です。それを薬で治療しようとすると、副作用がある上に効果が持続せず、どんどん薬が増えるという悪循環につながる可能性があるので要注意です。

●波動医療の一つ、オルゴール療法

波動医療の一つであるオルゴール療法について説明します。(図5)。私の見方でいうと、この評価は「優」で、「春」の治療になります。

日本オルゴール療法研究所の所長である佐伯吉捷さんが、オルゴールに様々な病気を改善する効果があることを実証してきました。

私もそれに関して、驚く臨床経験をしています。三叉神経の近くに脳腫瘍ができ、三叉神経痛で苦しんでいた女性を手術したことがありました。手術はうまくいき、腫瘍は全摘出して三叉神経痛が改善したのですが、数日するとまた痛みがぶりかえしたのです。腫瘍が全摘出されて三叉神経への圧迫がとれたのになぜ?と思ったのですが、痛みが再発するのではないかという恐怖心が痛みを再発させ増幅させることが多いので、彼女にオルゴール療法を提案しました。

彼女は、オルゴールを聞くというより、痛みのある顔の部位に毎日一時間くらいあてていま

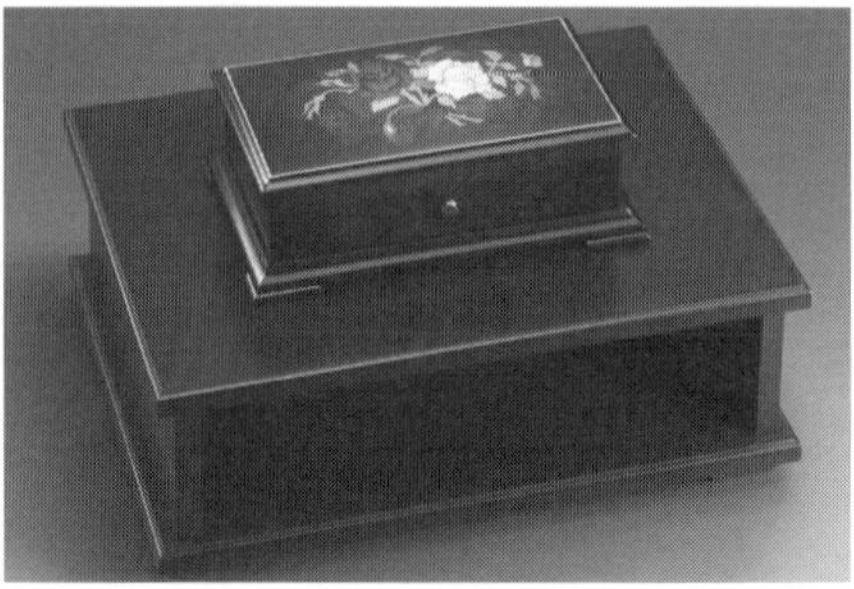

図5　オルゴール療法
オルゴールの生の響きにある低周波3.75ヘルツから高周波20万ヘルツが心身の健康を保ちます。自然治癒力の機能を維持することが期待されます。

したが、驚いたことに数日で痛みが改善し、その後再発がなかったのです。特に薬を使ったわけではありませんから、オルゴールの音の振動が痛みの回路を消し、痛みが改善したという事になります。

ではなぜオルゴールにそのような病気に対する治癒力があるのでしょうか。佐伯さんによると、オルゴールが三・七五から二〇万ヘルツまでの非常に幅広い周波数の音を出すことが関係しているのではないかということです。

自然、たとえば熱帯雨林も非常に幅広い周波数を出していますが、その中にいると人間の自然治癒力が上がるといわれています。逆に都会に病気が多いのは、都会がつくる音には、そのような幅広い周波数がないからだということのようです。実際、イギリスのグラスゴーは平均寿命が五〇歳台と、先進国の割には非常に寿命が短いのですが、その理由はグラスゴーが工業都市で自然が少なく、それが精神疾患の増加につながっているという報告もあります。

おそらく、幅広い周波数が脳の各部位、特に視床下部と共鳴することにより、ストレスでできた異常な回路を消し去るのでしょう。実際、ＰＥＴ（陽電子放射断層撮影法）検査において、オルゴールを聞くことで視床下部の血流が増加することが観察されています。

佐伯さんの経験によると、オルゴールを聞くことで以下のような多くの種類の病気の改善例があるということです。

脳疾患（脳卒中後遺症、脳挫傷、認知症、パーキンソン病、頭痛、三叉神経痛、顔面けいれん、顔面麻痺、不眠症、うつ病、適応障害、パニック障害、ＰＴＳＤ、強迫性障害、不安神経症、摂食障害、登校拒否、自閉症、神経性頻尿、耳鳴り、難聴、めまい）、消化器疾患（食欲不振、胃炎、慢性便秘、慢性下痢、胃潰瘍、十二指腸潰瘍）、循環器疾患（高血圧、低血圧、下肢静脈瘤、心不全、不整脈、狭心症、心筋梗塞）、呼吸器疾患（喘）、癌（甲状腺癌、乳癌）、感染症（風邪、慢性副鼻腔炎）、膠原病（レイノー症候群、関節リューマチ、シェーグレン症候群）、血液疾患（突発性血小板減少性紫斑病、自律神経疾患（冷え症、血行不良、疲労、自律神経失調症、電磁波症候群慢性疲労症候群、ドライマウス）、痛み（坐骨神経痛、帯状疱疹、腰痛、関節痛、肩こり、５０肩、骨折、交通事故後遺症、外反拇趾、尿路結石、生理痛、子宮腺筋症）、ホルモン代謝疾患（肥満、糖尿病、痛風、橋本病、バセドー病、更年期障害)、アレルギー(食物アレルギー、アトピー性皮膚炎、花粉症、シックハウス症候群、慢性湿疹、酒さ様皮膚炎)など、きわめて多彩な生活習慣病の改善例があります。

これだけ多くの種類の生活習慣病が改善するのは、視床下部を活性化して自然治癒力が増し、それが病気の改善につながったためだと考えられます。

なにより、世界中で長年聞かれてきたオルゴールには、絶対に副作用はありえませんので、いろいろ試してもなかなか治癒の難しい病気は、選択肢として考慮に入れてもいい療法だと私は感じています。

●アルファスリーム(寝具)

アルファスリームという寝具があります(図6)。これも評価は「良」で、「春」の治療になります。

アルファスリームは、トルマリン、イチョウの化石、珊瑚の石を含む一一種類の粉末鉱石を布に加工し、人体と共鳴、共振できる遠赤外線を放射する寝具です。電気は使用しませんが、温熱治療効果がある医療機器になります。

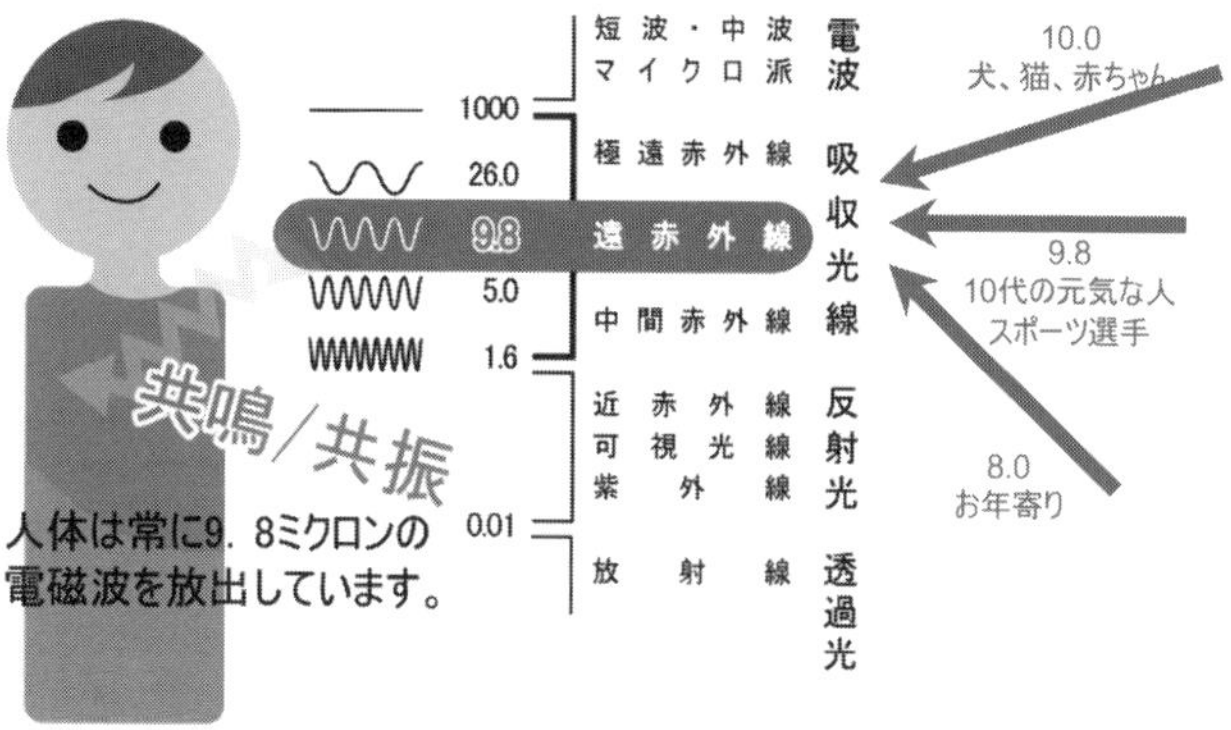

図6　アルファスリーム　9.8ミクロンの遠赤外線
遠赤は熱ではなく電磁波という一種の電波。有機物に吸収されやすく吸収されると熱に変わる。

この寝具の発する遠赤外線は、波長が長く、浸透度が高いため、皮膚下の深部まで到達し、身体を芯から温めてくれます。

実は、人や動物からは、八・〇〜一〇・〇ミクロンを頂点とする遠赤外線が発せられています。アルファスリームは、それを体に接触させることで九・八ミクロンを頂点とする遠赤外線が人体や動物へ放射され、それが人や動物から発する波長と同じであるために共振作用が起こり、原子活動が活発になり、細胞のエネルギーが上昇していきます。その結果、体温が上がり、睡眠状態、血行動態、自律神経系の改善につながります。

アルファスリームを使用した人の体験談によると、以下の病気の改善例があります。

脳疾患（不眠症、認知症、脳梗塞後遺症、集中力低下、

パーキンソン病、難聴、メニエール病、ADHD、時差ぼけ）、癌（多発性骨髄腫、尿管癌）、循環器疾患（不整脈、動悸）、呼吸器疾患（喘息）、アレルギー（アトピー）、痛み（脊椎分離症、生理痛、外傷、線維筋痛症、頭痛、腰痛）等です。

やはり、多くの生活習慣病の改善例が認められます。遠赤外線による身体の細胞の共振作用は、脳の波動の中心である視床下部も活性化することが予想され、それが様々な病気の治癒につながるのではないかと私は考えています。

●気療

人間の力を使った波動医療に、気療があります。評価は「良」で、「春」の治療になります。気療は、神沢瑞至先生が開発した、気功とは様々な点で異なる日本オリジナルの施術です。

気療では、気療ハンドという、すべての指をやや曲げてつけた状態での手掌（おにぎりを握る形）を、患部の近くに置いたり動かしたりすることで施術をします（図7）。

神沢先生が、この気療ハンドを用いて、バッファローやベンガルタイガーなどの猛獣をもリラックスさせ眠らせてきた実績があり、それはテレビやユーチューブでたびたび放映されてきました。

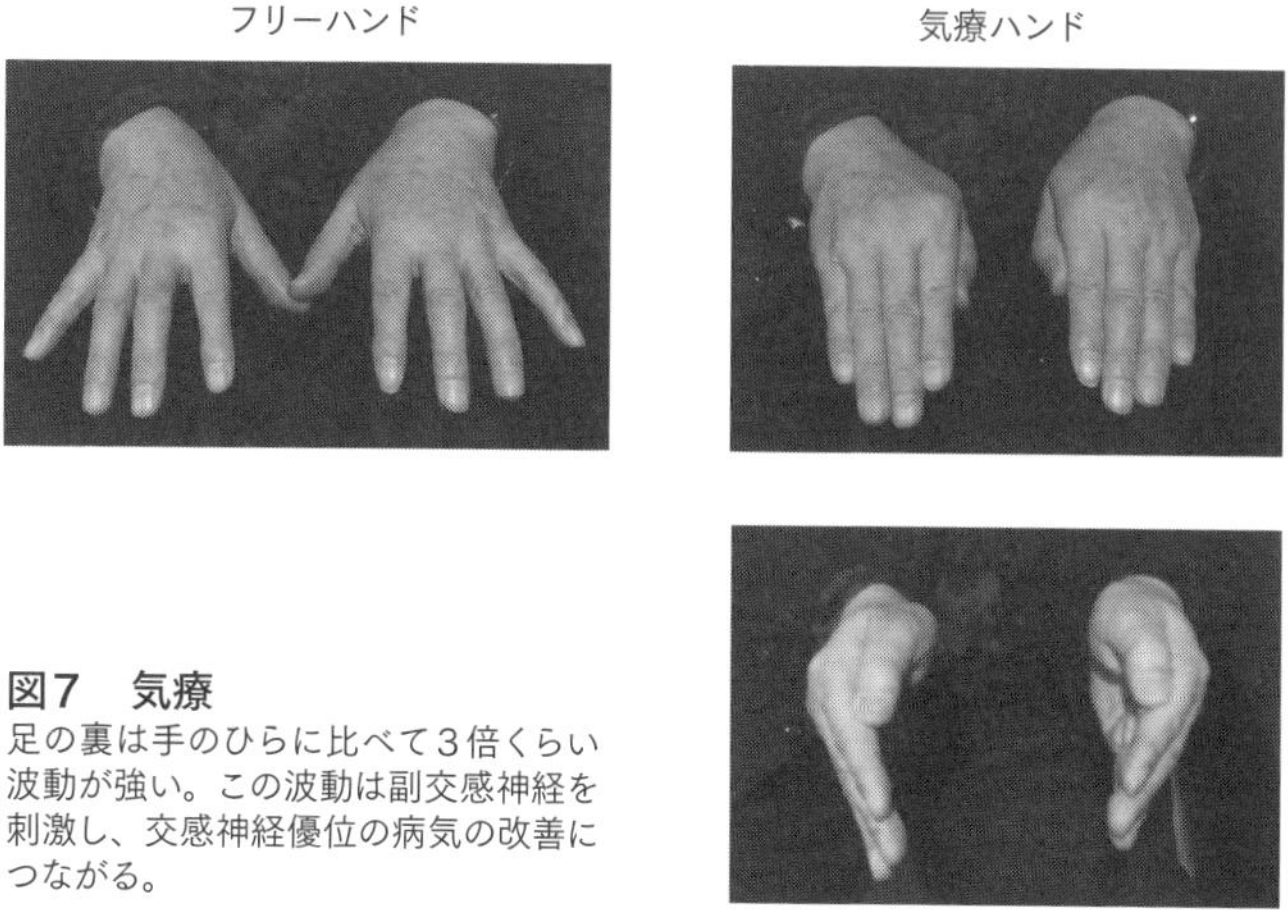

図7　気療
足の裏は手のひらに比べて３倍くらい波動が強い。この波動は副交感神経を刺激し、交感神経優位の病気の改善につながる。

なぜ気療をすると相手がリラックスするのかの科学的根拠として、神沢先生と東京電機大学との共同研究があります。それによると、気療を行っている人と、その相手の人の筋肉が収縮したり、皮膚温が上がったり、血流量が上がったりという、様々な自律神経の変化が出現していることが確認されています。

過去二〇年以上にわたって、神沢先生とそのお弟子さんたちは、気療ハンドを用いることで、様々な病気を改善させてきました。なぜ気療によりこのようなことが起こるのか、その理論的な根拠は、神沢先生が三冊本を出して詳しく述べていますので、それを参照していただくとして、それとは別に、私なりに解釈してみました。

神沢先生によると、気療とは電磁気力であり、遠く離れていても瞬時に相手に効果をおよぼすことに介在しているのは電磁波であるということです。実際、右手を気療ハンドにし、左手の手掌に向けると、左手がびりびりしたり押されたような感じを多くの人が受けます。何らかの波動が、右手の手掌から左手の手掌に届いているから、それを感じるのです。

神沢先生によると、足の裏は手掌のさらに三倍くらいの力の電磁波が出るとのことです。なぜ気療ハンドや足の裏から、そのような波動が出るのか、私の解釈では、手掌も足の裏も、体の中で一番周囲のものと頻繁に関係している部位であることが、理由としてあるのではないかと考えています。

つまり、人は来る日も来る日も、手掌を使って様々な作業をし、足の裏を使って移動します。手掌は様々な道具と、足の裏は地面や床と長時間関係しているわけです。そして脳の項で説明したように、周囲と関係するときに一番働くのは右脳で、右脳の究極の働きは、周囲との境界をなくして一体化する脳であるということです。

境界をなくすということは、量子力学でいうと、粒子ではなく波動で周囲にある物の波動と関わるから、周囲と境界がなくなるということになります。周囲と関係するのが濃厚な場合は、波動で関わる方がうまくいくわけです。

たとえば、武道の達人になると相手の気を感じるのも、相手との関係性に集中しているので波動として感じるのでしょう。手掌と足の裏は、周囲との関係が強いため右脳が大きく関わっており、そのため波動を常に出していると思われます。

神沢先生は四〇歳くらいのころ、寝ているときに電気ショックのようなものが体に落ちて来るのを何回か経験をしたということです。その時以来、彼の手掌から出る電磁波の波動の力が強くなり、病気を改善する能力を身につけたものと思われます。

さらにいえば、神沢先生オリジナルの気療ハンド、つまり指を全部つける（これがレイキと違う）ことが、手掌全体を一体化させ、右脳的な、一体化したときに発揮される波動をさらに強化することに役立っているように思われます。

気療は、ストレスで交感神経優位になった状態を副交感神経優位にもっていく治療法になりますが、このことから自律神経の中枢である視床下部にも気療の波動が働きかけていることが容易に推測されます。

●気功

気療と似ている中国から伝わった気功も、癌患者さんの苦痛を取り、生活の質を上げるなどの報告があります。気療も気功と同様に、様々な病気の改善に効果を上げています。

その一例をあげると、小脳の感染症で寝たきりになり、現代医療では治らないといわれた三〇代の男性が、神沢先生の施術を受け、症状がだいぶ改善して歩けるようになり、自分も人に対して気療を施術するようになったという症例があります。

気療のいい点は、気療を人に施術しているその人自身も健康になるということであり、高齢者がどんどん増えている日本では、高齢者を含めた多くの人が気療を学び、人に施術することで自分も相手も元気になることが大事なのではないかと私は感じています。気療は長時間やっても、お金はかからないし、疲れることもないので、今後、是非とも日本や世界で発展してほしい施術であるといえます。

●セルパワー（磁気刺激装置）

セルパワーは、磁気刺激を用いて病気を改善する装置です。

一〇〇〇件以上の発明をしたにもかかわらず、一切特許料を取らなかったという、非常に志の高い元大阪大学工学部工作センター長の政木和三先生が、「セルパワーが人類を救う」とおっしゃったという逸話があります。

セルパワーは、身体の病変部に瞬間的に強力なパルス性の磁力を当てることで、病変の周囲の水分子がマイナスに帯電し、その結果細胞内に栄養を入れることで、病気を改善させるという原理の装置です。この装置が他の磁気刺激装置と違う所は、身体の中の活動電位の波形と同調しているため、身体がぴりぴりした刺激を感じずに、長時間身体にあてることができる点です。

私も愛用していますが、頭に当てるとすっと疲れがとれ、毎日使わずにはおれない気持ちになります。

セルパワーで症状が改善したという体験談のある疾患は、以下のようになります。

脳疾患（アルツハイマー病、視床痛、しびれ、脳梗塞、脳出血、統合失調症）、癌（胃癌、肝癌、前立腺癌、乳癌、肺癌、膀胱癌、骨髄腫、抗癌剤の副作用）、呼吸器疾患（喘息）、消化器疾患（胃潰瘍、便秘、潰瘍性大腸炎、下痢、食欲低下）、循環器疾患（不整脈、狭心症、高血圧）、ホルモン代謝（糖尿病、痛風）、アレルギー（アトピー、花粉症）、痛み（胃痛、肩こり、関節痛、腰痛、五十肩、骨折、歯痛、頭痛、生理痛、鼠径ヘルニア、帯状疱疹、肉離れ、ねんざ、リュウマチ、肋間神経痛）、感染症（気管支炎、口内炎）、自律神経に関連する疾患（眼精疲労、倦怠感、自律神経失調症、ドライアイ、疲労、浮腫）等。やはり多くの生活習慣病が改善した実績があります。

最近私がみた症例は、ふたりとも若い女性ですが、セルパワーを使用して、一人の患者は統合失調症の薬をだいぶ減らすことができました。もう一人の患者は、アトピーがひどく車いすで学校に通っていたのが歩いて通えるようになり、効果に驚いているところです。

私は前にも、サプリに関して、その会社の社長の人柄をみて、誠実な人であれば信用するという話をしました。その意味で、政木先生という伝説的といってもいい高潔な人柄と天才的な発明の才能をもった人が、この装置が人類を救うといったことは、いかにこれが有用なものであるかを物語っていると、様々な症例をみるにつけ感じています。

● Rebalance Wave

波動医療の最後は、Rebalance Waveという最先端技術です。

西洋医療からいうと、波動医療は目に見えないし、数値化できないので、どうしてもうさんくさい、信用できないという印象を持つ人が多いと思います。私は、原理が何であれ患者の病気がよくなればいいというスタンスなので、結果を出せるのであれば波動医療も使いたいという事から、いくつかの優れた治療法を紹介してきました。

波動医療の一つであるRebalance Waveは、波動医療が西洋医療より遅れているいかがわしいものではなくて、実は西洋医療より技術的に進んでいることを証明する装置だと思いますので、ここにご紹介したいと思います。

Rebalance Waveとは人や物をいい状態に戻す技術を表します。

それを実現するために、量子力学を用いたプログラム（量子のもつれやテレポーテーションを利用したもの）のアプリを用いて、様々なものを加工する最先端技術になります。加工の仕方は、そのアプリが入った携帯で、加工したいものを撮影するだけです。撮影することで、電子レンジや携帯から電磁波がほとんど出なくなったり、撮影したものを身に付けるだけで身体のバランスがよくなったり、痛みがよくなったりということが起こります。体験談でも、以下のような症状の改善例があります。

脳疾患（小脳変性症、発達障害、うつ病、ふらつき、不眠症、頭痛）、痛み（筋肉痛、顎関節症、腰痛、五十肩、ヘバーデン結節、手根管症候群、肩こり、外反母趾、坐骨神経痛）、消化器（便秘）、自律神経（眼精疲労、痒み、しびれ）等です。

私の患者も、Rebalance Wave加工したものを身に付けると痛みがよくなったり、ふらつきが改善し、どんどん歩けるようになったりという本当にうれしい報告がありました。

今や量子力学のプログラムを使ったものが医療でも結果を出せるようになったと、感銘を受けているところです。つまり、波動医療というのは実は、自然治癒力に大きく関わっています。前に説明したように、Rebalance Waveは、脳を電磁波で覚醒させている中心である視床下部の波動を、いい状態にして病気を改善させるという本質的な治療なのではないかと実感しているところです。

世界では、普通のコンピューターよりはるかに計算能力の高い量子コンピューターが最先端技術の分野で登場しつつあります。日本では量子力学を医療に応用して人を救おうという、つまり最先端技術を金儲けではなく人に役立てようという志でRebalance Waveが登場したことが、日本人らしいと私は感じています。

●放射線ホルミシス現象

視床下部を活性化して病気を治療しようという方法の中で、ホルミシス現象というのが重要な役割を果たしています。

今までのべてきた波動医療は、どちらかというと、ゆるめることを主体とする春の治療になりますが、ホルミシス現象は、適度なストレスを与えて視床下部を活性化するような「夏」の治療になります。

医療から見て、ホルミシス現象とはどのようなものなのでしょうか。

ホルミシス現象は、放射線障害の研究から発見されました。ホルミシス現象が発見されるまでの放射線障害に関する仮説は、ＬＮＴ（Linear Non Threshold）仮説（直線的無閾値仮説）という理論でした。これはノーベル賞をとったマラー博士の研究による仮説であり、照射した放射線量に比例して、染色体異常が発生するというものでした。その仮説によると、どんな低線量の放射線の照射でも、染色体つまり遺伝子の異常が発生し、その結果癌になる、つまり、この値以下であれば大丈夫、という安全な放射線の線量はないことになります。

その後一九八〇年台に、ラッキー博士が宇宙飛行士を研究し、放射線ホルミシス現象を発見しました。

宇宙線は、我々が地上で浴びる放射線量の数百倍の強さがあり、どの程度それが宇宙飛行士の健康面に影響を及ぼすかをＮＡＳＡから研究するように依頼されたラッキー博士は、マラー博士の仮説から考えると、当然宇宙飛行士は遺伝子の異常が発生し，健康を害しているだろうと想定して研究を始めました。そして、一〇年以上研究してラッキー博士が出した結論は、低レベルの放射線はむしろ体に有益であるという、マラー博士の仮説と真逆の驚くべき結果でした。

マラー博士のLNT仮説とラッキー博士の発見したホルミシス現象が一八〇度違う理由は、マラー博士の使ったのが、ショウジョウバエの精子の細胞であり、DNAの修復作用がないという極めて特殊な細胞を使っていたためであることが最近わかりました。

DNAの修復作用がないということは、放射線によるDNAの障害に対して、その細胞は修復作用がないため、どのような低い放射線量でも害になり、当然LNT仮説というある意味きれいな結果になります。

ところが、ほとんどの細胞は、ショウジョウバエの精子の細胞と違って、DNAが障害を受けたときに修復作用があり、自分の細胞を守るようにできています。なぜならば、放射線のみならずあらゆるストレスが、活性酸素の発生などによりDNAに障害を与えるので、DNAが障害を受けるのは日常茶飯事に起こっていることで、生物がこのストレスの多い環境で生き延びるためには、DNAが障害を受けたときに修復作用をもつことは必須だからです。

ラッキー博士の結論に驚いた服部禎男博士を中心に、哺乳類においてホルミシス現象があるかどうかの研究が始まりました。そして、服部博士らの研究により、低線量の放射線を照射することにより、哺乳類の細胞が元気になる、つまり癌になりにくくなったり、若返ったりする、ということが、多くの実験で証明されたのです。

具体的にいうと、癌抑制遺伝子の活性化、抗酸化酵素の増加、膜の透過性の改善、免疫細胞の活性化、ストレスに対応するホルモンの増加、ＤＮＡ修復活動の活性化などであり、それにより放射線ホルミシス現象が起こっていたことがわかってきました。放射線は、生物にとって唯一数値化できるストレスです。放射線による適度のストレスは、細胞をむしろ活性化して元気にするということになります。

実は放射線ホルミシス現象は、医療においても役立つことがわかってきました。これは、歴史的にも科学的にも多くの疾患で証明されています。

まず、放射線ホルミシス現象による病気の治療で我々が一番よく知っているのは、ラドン温泉治療です。科学的な論文として、リューマチ等による骨関節炎の痛み、喘息等の呼吸器疾患の治療にラドン温泉治療が有効であるとの結論が出ています。また、たとえば玉川温泉や三朝温泉などに逗留している人たちの体験談として、様々なタイプの癌、リューマチ、糖尿病、アトピー、脳梗塞や不眠症などの神経疾患の治療に、ラドン温泉治療、ラドン温湿浴が有効であるという報告があります。

私も、この放射線ホルミシス現象を使った治療を患者さんに何回かお勧めしたことがあり、驚くような結果を得ています。たとえば、脳腫瘍の手術後に、皮膚のアレルギーを起こして皮膚の下に脳脊髄液がたまり、皮膚がなかなかつかない患者さんが何人かいらっしゃいました。その患者さんの皮膚に放射線の入ったクリームを塗ると、皮膚と骨がくっつくという驚くような効果がありました。つまり、適量の放射線が皮膚と骨に対してホルミシス現象を起こし、治癒したことになります。

このホルミシス現象は、何度もいっているように、視床下部がホメオスタシス（恒常性）を保とうとする現象と密接に関わります。恒常性を保つために、適度のストレスを乗り越えようとする反応を、視床下部から始まって身体の中に起こすのです。生物が本来もっているストレスに対する一般的な反応であるホルミシス現象は、実はストレスを乗り越え、いい人生を送るための生き方においても、きわめて大事な概念です。

それでは、適度な痛みを与えて治療する――すなわちホルミシス現象を用いている治療法を、最後に三つ紹介したいと思います。

●ホルミシス現象を用いる治療法（1）三井温熱療法

温熱療法は、癌など体温が低くて免疫力が低下した時に発症する病気に対して有効な療法です。三井温熱療法は、通常の温熱療法の、温めることで身体をゆるめ、血流をよくすることのみならず、それに加えて痛みを感じるような熱を加えることにより（病変部位は健常部位に比べて熱で痛みを感じやすい）、ホルミシス現象により、視床下部が活性化し、自律神経やホルモンが正常に働くように刺激する療法になります。

背中を中心に行うので、おそらく体幹に関わる帯状回にも刺激が入り、より脳が活性化します。

また、病変部は、最初は自律神経の異常により熱で痛みを感じますが、治療を続けるうちに痛みがなくなり、つまり病変部位の自律神経が正常化することが、治療効果につながっていきます。以下のような病気が改善した実績があります。

脳疾患（不眠症）、癌（舌癌、甲状腺癌、食道癌、胃癌、十二指腸癌、膵臓癌、前立腺癌）、循環器疾患（心房細動）、呼吸器疾患（喘息）、消化器疾患（便秘、胃けいれん）、アレルギー（アトピー性皮膚炎）、痛み（頭痛、腰痛、膝痛、坐骨神経痛、肩関節周囲炎等あらゆる部位の痛み、肩こり）、自律神経関連疾患（倦怠感、めまい、ふらつき、しびれ、冷え症、疲れやすさ、むくみ）等、多くの生活習慣病の改善例があります。

温熱に関しても、遠赤外線を使用しており、温熱効果が身体の深部まで届くことが、癌などの病気に改善効果があることにつながっていると考えています。

●ホルミシス現象を用いる治療法（2）足裏刺激

足裏への刺激による治療法に関しては、足裏のさまざまな部位が身体の各あ器官と対応しており、そこに痛いくらいの刺激をくわえることにより、そこに対応している身体の器官を改善させる治療法です。

昔から竹踏み健康法があり、足裏に刺激を入れることは健康にいいといわれてきましたが、台湾において、官足法など、より洗練された足裏に刺激を入れる治療法が誕生し、それが日本に健康法、病気の治療法として広がってきました。私も、官足法の一つである凹凸のある板の上を歩いて足裏に刺激を入れないと、なにか一日が始まらないような気持で、ここのところ何年も、この健康法を毎朝やっています。

この足裏の刺激により、様々な病気の改善例があったというお話を、カトリックを布教しているフランシスコ修道会に属し、今は横浜にいらっしゃる小田シスターから体験談としてお聞きしました。

彼女は入信する前は看護師をやっており、入信後の一九八六年にエチオピアの山奥の診療所に派遣されました。ところが、そこには患者を治す医療資源がほとんどないため、足裏への刺激（彼女は足の反射療法と呼んでいます）のみで、脳卒中やマラリア等の重篤な病気を改善させたという数多くの経験をされました。

日本では考えられない状況ですが、足裏への刺激しか患者に対してできなかったことが、むしろこの療法の有効性を証明したことになります。

●ホルミシス現象を用いている治療法（3）へそ按腹

様々な病気によるストレスは、腹部の筋肉の緊張を生みます。これは動物をみればわかりますが、かれらがリラックスした時はお腹を上にして寝ますが、敵がいて緊張した時は決してそのようなことはしません。

これは本能的に腹部の臓器を守ろうとしているのでしょうが、それが人間においてはストレスによる腹部の筋肉の緊張につながるのではないかと私は考えています。食べ物を十分に消化するためには、腹部の筋肉がゆるんだ状態の下で内臓の臓器を自由自在に動かすことが肝要ですが、腹部の筋肉が緊張していると内臓の動きが制限され、それが病気をさらに悪化させることにつながります。

逆にいうと、腹をゆるめることで消化管を動きやすくし、自然治癒力を上げることにつながります。特に日本人は腹の文化と言われており、西洋と違い、人と競争するよりは協調する、つまり右脳主体で、副交感神経主体の民族だと私は考えています。そのため、日本人にとっては、腹部の筋肉をゆるめて、食物を消化するときに活性化される副交感神経を働きやすくすることが大事なのです。

このため、日本では江戸時代から腹部をゆるめて病気を治療する按腹という治療法がありました。これは、そのころ医療行為を主に手掛けていた僧侶たちのひとりである御園夢分斎が開発した治療法です。そのころの記録によると、多くの疾患が按腹で改善したとのことです。按腹は、明治以降、西洋医療の導入により一時期すたれましたが、今再びそれを施術に使いはじめた杉山平熙さんが、それを現代風に改良して多くの成果を上げています。季節で表現すると、「春」の治療になりますが、こりをほぐすときに痛みもあり、ホルミシス現象で視床下部を活性化していることも効果のある一因となっています。

具体例に関してですが、脳の疾患についても、脳出血の急性期に家族にへそ按腹をやってもらい、後遺症を減らしたり、悪性脳腫瘍の患者さんにへそ按腹を用いることで、通常たどる経過では考えられないすばらしい治療効果を上げています。

按腹を行い腹部をゆるめることが、ストレスにより交感神経優位になった体を副交感神経優位にもどし、それが自己治癒力を高め、治療効果にプラスになるのではないかと考えています。

次のようなさまざまな病気の改善例があります。

脳疾患（脳腫瘍、脳出血、不眠症、頭痛、めまい、ふらつき）、癌（食道癌、胃癌、大腸癌、肝臓癌、膵臓癌、子宮頸癌、子宮体癌、卵巣癌）、痛み（腰痛、肩こり、変形性関節症、関節リウマチ）、循環器疾患（高血圧、狭心症、心筋梗塞、不整脈、心筋症）、消化器疾患（胃・十二指腸潰瘍、過敏性腸症候群、急性膵炎、慢性膵炎、急性肝炎、慢性肝炎）、皮膚疾患（アトピー性皮膚炎、脂漏性湿疹、接触性皮膚炎、蕁麻疹）、婦人科疾患（子宮筋腫、子宮内膜症、月経前緊張症、更年期障害、卵巣腫瘍（良性））、自律神経失調症等、多彩な生活習慣病の改善がみられます。これはやはり、この施術が視床下部を活性化して多彩な病気を改善させていることを推測させる実績になります。

へそ按腹は自宅でセルフケアーとしてもできるので、私も毎朝行っていますが、これを習得し実行することで、生活習慣病の予防に大いに役立つのではないかと感じています。

以上、身体に行う施術、もしくは装置の原理を含めた紹介と、それを使用した時の経験談による実績を述べてきました。

これらに共通するのは、視床下部を活性化して、身体を健康な状態にもっていくことであり、西洋医療が必要な病気においても、最初から併用すべきであると考えます。なぜならば、視床下部を活性化することは、病気を根本から改善する治療法になるからです。

実際、これらの治療法は、多くの病気の改善例が現実にあり、生活習慣病が改善するということは、新型コロナの発症予防にも役立つことは容易に想像できます。しかし、この章で伝えてきた食、身体の改善は基本中の基本です。この基本の上に立ち、どんなストレスが来ても乗り越えられるような脳の使い方をすることが、非常に大事になります。

■生活習慣病予防・改善のための脳の使い方

どんなストレスでも乗り越え成長する脳の使い方とは

生活習慣病の予防や改善には、「食」と「身体」と「心の持ちよう」の三つが大事だといわれます。

その中の心の持ちようとは、どんなストレスでも乗り越え、成長する脳の使い方ができるようになることだといってもいいでしょう。なぜならば、ふだんからストレスに押しつぶされやすい脳の使い方をしていると、常にストレスにより交感神経主体になり、身体の臓器の血流が落ちたり、消化管の動きが悪くなることで免疫力が落ち、血圧が上がって動脈硬化が進行することで、結果的に様々な生活習慣病につながるからです。

脳の使い方がいかに健康に関係しているかを、私は最近、痛感しています。

私は統合医療の医療相談を多くの患者に実施してきましたが、その際、患者に脳テストをやっていただくと、ほぼ例外なく脳の使い方がよくないのです。少数ですが脳の使い方がいい人がいますが、そういう患者はアドバイスで容易に改善します。

長期的にみてストレスを乗り越え、脳が成長するような脳の使い方をしているかどうかが、実は生活習慣病になるかどうかの分かれ目のように感じています。では、ストレスを乗り越え成長できるような脳の使い方は、どうすればできるようになるのでしょうか。

私が現在取り組んでいるのは、私の開発した脳テストを医療相談で使い、脳の使い方がどのように生活習慣病と関係しているか、脳の使い方をよくすることで生活習慣病が改善できるかどうかの解析です。

そこでわかったのは、生活習慣病につながる、特に若くして生活習慣病になる人の脳の使い方の問題点は、大きく二つあるということです。一つは、左脳右脳問題です。左脳主体の人は、生活習慣病になりやすいという傾向があります。一方、会社が繁栄していて、社員に慕われている会社の社長や高僧は右脳主体です。

これはなぜかといえば、左脳は勝ち負けにこだわるため、負け組になると強いストレスを受けることが考えられます。人間は常に勝ち続けるわけにはいきません。年齢を重ね力が衰えると、どこかで負けることになります。若いときから勝ち負けにこだわるような教育を家庭や学校で受けると、一度負け組に入れば引きこもりになります。

最近ニュースで見聞きするような親を殺したり、親に殺されたりする陰惨な事件は、これが原因といっても過言ではありません。そのため、左脳主体であまり右脳を使っていない人は、どこかで挫折したときに、生活習慣病につながるか、社会的に破綻する可能性が高くなるわけです。

扁桃体・報酬系をコントロールできる脳にする

もう一つの脳からみた問題は、扁桃体・報酬系問題です。これがコントロールできていない人は、やはり若くして生活習慣病につながります。

これも、理由は明白で、扁桃体・報酬系をコントロールできていないと、自分の保身しか考えていないので、あらゆる出来事が不安や怒りの種になります。そのため、交感神経が刺激されっぱなしになり、生活習慣病に結びつくわけです。

では、どうすれば、右脳主体になり、扁桃体・報酬系をコントロールして、生活習慣病を予防、改善できるのでしょうか。

私は、その有力な方法として、歴史上の人物に学ぶ事をあげたいと思います。歴史を学ぶとは、学校の授業のような年号を覚えることではなく、過去の人間の生き方、脳の使い方を学ぶということを意味します。もちろん、歴史上の人物に脳テストをやっていただくわけにはいきませんが、彼らの生き方をみると、脳の使い方は容易に想像できます。

そして、歴史を学ぶことで、その人たちの人生をまるごと、結果を含めて解析することが可能なので、ストレスを乗り越えて成長したかどうかははっきりとわかります。特に、日本の動乱の時代、つまりストレスを強く受けた時代に、ストレスをものともせずに強くしなやかに生きた人たちが、なぜそのような人生を送れたのかを脳から解析することは、ストレス社会といわれる現代を生きる我々にとっても、大きな指針を与えてくれるでしょう。

私は、強いストレスを受けても立派な生涯を送った人たちを例にとり、これから脳の使い方の視点で解析したいと思います。

■強いストレスを乗り超えた人々の脳の使い方

仁愛の人　吉田松陰に学ぶこと

困難に負けなかった最初の人物として、吉田松陰を挙げたいと思います。

吉田松陰は、二九歳で伝馬町の牢獄で斬首されました。彼は人生の後半のかなりの年数を、牢獄に入ったり自宅で謹慎させられ、最後は斬首されるという、現代人の想像を絶する強いストレスを受けた人物であることは間違いないと思います。

しかし、彼は厳しい環境でうつになったり、病気で寝込んだりすることは全くありませんでした。それどころか、牢獄では、入獄している人たちが得意な分野でそれぞれが先生になって勉強会を開き、入牢者を活気づけていました。松下村塾では、謹慎中ではありましたが、高杉晋作をはじめ明治維新につながる濃密な志士の集団を、ほんの一年くらいの教育で創り上げました。

そして、斬首された刑場でも、全くとりみだすことなく平然としており、このようなりっぱな若者はみたことがないと役人が驚いたほどでした。このように、彼が現代人の想像を絶するほどストレスに強かったのは、脳から見てなにが起こっていたからでしょうか。
私が彼の生涯を俯瞰して解析するところでは、二つの問題を、彼は完全に脳の中で解決していたのが大きな要因だと私は考えています。それはまず、左脳右脳問題です。

●左脳右脳問題を解決した人

彼は多くの素晴らしい言葉を残していますが、その中にこのような一文があります。

「仁愛ならざれば群する能はず、
群する能はざれば物に勝たず、
物に勝たざれば養たらず。」
（現代語訳）
「仁愛の人でなければ仲間をつくることができない。
仲間をつくることができなければ物事に勝つことができない。
物事に勝つことができなければ満足に成長していくことはできない」

吉田松陰は左脳のレベルも非常に高く、尋常ではないほどの読書量で、あの当時の日本の置かれている状況を正確に把握していました。彼は、明治維新前夜の当時、ほぼすべてのアジアの国が西洋列強に植民地化されていることに強い危機感を持っており、そのため身を賭して日本を救おうという強い志がありました。

志は言葉で持つものなので、私は左脳を使うと思いますが、それを実行するには一人ではできません。それが上記の言葉になります。仁愛、つまり右脳を主体にしないと、本当の仲間はできません。生死を共にするような強い絆をもつ仲間を松下村塾で作ったからこそ、草莽崛起《そうもうくっき》、すなわち志のある者が大きな目的のために一斉に立ち上がろうとしたその小さな集団が反対勢力に勝ち、成長して日本を植民地化から守った、といっても過言ではありません。

彼が三代目の塾長として松下村塾をついだ時、長州においては、ペリーの船に乗り込んで外国に行こうとした勇猛果敢なエピソードをもつ英雄とみられていました。しかし、実際に塾生が彼に会うと、そのような勇壮なイメージに反して非常に優しい男であり、塾生たちはたちまち彼の人柄の虜になりました。彼は左脳も右脳もレベルが高い人でしたが、左脳より右脳を上に置いたこと、つまり左脳右脳問題を脳の中で解決していたことが、世の中を変えるような塾生を育てられた一つの理由だと私は感じています。

●扁桃体・報酬系問題を解決した脳

もう一つのポイントが、扁桃体・報酬系問題を、彼は完璧に脳の中で解決していたことが挙げられます。

その理由は、彼が自分の家庭と、師である玉木文之進から受けた教育に尽きると思います。彼の受けた教育で、現代と違う最大の特徴は、自分の身を守るためにある扁桃体・報酬系を完璧にコントロールしていたこと、人間学でいうと私を一切排して公に生きる、そして公に尽くすことに強い喜びがあるという教育を受けていたことでした。

夏の暑い日、読書中に顔にたかった蠅をはらっただけで、それは私情だと折檻されるような、今であれば虐待ではないかといわれる教育を、彼は受けました。もちろん、玉木文之進は非常に優しい面もある人で、彼が病気になるとつきっきりで看病するようなこともありました。彼の母も明るく優しい人で、人間の生きる道を自分の行動で教えました。

これは、単に長州のみに限局した教育法ではありません。幕末の雄藩である薩摩や会津なども、公に生きる教育、つまり武士道の教育を、幼いころから行っていました。

あの困難な時代に打ち勝とうという志のあるすべての藩は、若者への教育において、知識や技術のみならず、武士としてりっぱに生きる道である武士道を徹底して教えています。

いうならば、武士道は、その時代の日本の民族精神といってもいいものでした。民族精神とは、強いストレスを乗り越え、その民族を存続させるために、長い歴史で培われた脳の使い方をいうものです。武士道は、幕末に日本が植民地化されずに独立を保った脳の使い方といってもいいでしょう。

民族精神は、世界各国の優れた民族は必ずもっているものです。民族精神は、民族主義とは違い、扁桃体・報酬系をコントロールして民族を栄えさせるための公の要素があります。

渋沢栄一がストレスに強く長寿だったわけ

幕末の民族精神である武士道は、武士階級のみならず、心ある農民階級の人も持っていました。その代表格といってもいい人が、渋沢栄一です。

日本を植民地化から救い、明治時代に扉を開く原動力となったのが吉田松陰ですが、その明治時代に産声をあげたばかりの、欧米から見て非常に遅れていた産業を、欧米列強に追いつくところまで持って行った立役者が渋沢栄一でした。

彼もストレスに非常に強い人で、しかも波乱万丈の人生を歩みながら、その当時としては長寿の九一歳まで生き、死ぬ少し前まで現役で活躍していました。

彼の一生を駆け足でたどってみましょう。彼は農民であり商売もしていた裕福な家に生まれ、父と彼のいとこである尾高惇忠より四書五経を習います。その後家業を継ぎますが、それにはあきたらず志士として出奔し、幕府を転覆させる計画を立て、幕府に追われる身となります。しかし、一橋慶喜の家来である平岡円四郎の知遇を得ていたことが幸いして、慶喜の家来になることで危機を逃れ、慶喜が将軍になることで幕臣となります。その後、慶喜の弟の家来としてパリ留学に付き添い、日本に比べてはるかに進んでいるヨーロッパ文明を目の当たりにします。そして帰国すると、幕府はすでに瓦解しており、そのため慶喜を守るために静岡に行きますが、優秀さを買われて政府に呼び出され、政府の役人となります。その後政府をやめ、民間人として五〇〇くらいの会社、六〇〇くらいの慈善事業の設立運営に関わります。

彼は不倒翁といわれ、窮地に追い込まれるたびに、それを打開して、より成長していきました。なぜ彼はそのようにストレスに強く、多くのことを成し遂げることができたのでしょうか。

渋沢栄一も吉田松陰と同じように、左脳右脳問題、扁桃体・報酬系問題を彼の脳は解決していたと私は考えています。彼は常に誠をもって人に接しており、非常に恩義に厚い男でした。慶喜には最後まで仕え、幕末の慶喜がとった行動に対する周囲の誤解をとき、彼の真意を知ってもらおうと、ライフワークとして本を編纂しました。

彼は常々「論語とそろばん」といっていましたが、脳からいうと論語が右脳、そろばんが左脳にあたり、それを両方使えということを説いていたのだと思います。

しかし、ここが一番大事な点ですが、彼は常に論語を第一、そろばんを第二においていました。

すなわち、右脳を左脳より上においていたわけです。彼が目指していたのは日本型資本主義です。つまり西洋型資本主義のように経営者だけがお金を儲けるのではなく、会社に関わっている全員の懐が温かくなる、そして幸せになる経営をめざしていました。

また、彼は扁桃体・報酬系をコントロールしていた、つまり私ではなく公、特に庶民のために死ぬまで奔走していました。日本の庶民のための産業や慈善事業を興すのみならず、そのころ暗雲が垂れ込めていた日米の関係改善のために、団長として四回も、最後は八〇代で渡米し、各地で演説を行っています。

こうしてみると、やはり、左脳右脳問題、扁桃体・報酬系を脳の中で解決していたことが、彼がストレスに強く、長寿で活躍できた大きな要因だと私は感じています。

特攻隊員兵士の「人を思いやる気持ち」

日本における最大の動乱の時代、それは大東亜戦争の時代ではないでしょうか。

その中で厳しいストレスを受けながら、ストレスから逃げることなく、りっぱに任務を果たした特攻隊の人達について、脳からみるとなぜあそこまでのことができたのかについて考えてみたいと思います。

フランスの文化相であるアンドレ・マルローは、第二次世界大戦において、ナチス占領下のフランスにおけるレジスタンス運動やその後の対独戦で活躍しました。彼が次のような言葉を残しています。

「日本は敗戦したが、かけがえのないものを得た。それは世界の誰にもまねの出来ない特別攻撃隊である。彼らには権力欲とか名誉欲などはかけらもなかった。ただ祖国を憂う尊い情熱があるだけだった。代償を求めない、純粋な行為、そこに真なる偉大さがあった。私はフランス人にいつも言ってやる。『母や姉や妻の命が危険にさらされるとき、自分が死ぬと承知で暴漢に立ち向かうのが男の道である。愛するものが殺られるのを、だまって見過ごせるものだろうか』と。私は、祖国と家族を想う一念から全てを乗り越えて、潔く敵艦に体当たりをした特攻隊員の精神と行為のなかに、男の崇高な美学を見るのである」

私は最近ユーチューブで『「特攻の真実」國敗れても國は滅びず』を拝見しましたが、まさしくアンドレ・マルローの言葉の通りでした。

そのドキュメンタリーは、特攻隊に入っていて終戦を迎え、生き残った人たちの証言を集めたものでした。現代の我々から見れば想像を絶するようなストレスを受けていたはずですが、彼らの証言によると、誰も死を恐れていなかった、国を思い、故郷を思い、家族を思って、祖国を守るためであれば喜んで自分の課せられた役割を果たす、ということを異口同音に述べていました。

西洋にノーブレス・オブリージュという言葉があります。身分の高い人間はそれに応じて果たすべき社会的責任と義務があるという意味です。しかし、西洋と違い、約四〇〇〇人の普通の庶民の若者が、ノーブレス・オブリージュを行ったということが、その当時の日本人の庶民の高潔さを示しています。

彼らが扁桃体・報酬系を完璧にコントロールしていないと、そのような強烈なストレスは乗り越えられないと容易に想像できます。そして、それを行ったのは、彼らが決して好戦的であったわけではなく、優しさ、つまり右脳の人を思う気持ちから行ったことは、多くの遺書をみても明白です。

その例を一つ挙げます。この遺書を書いた特攻隊員大石清さんは、昭和二〇年一三日の大阪大空襲で父を失い、続いて重病の母の死を知りました。小学生の妹、静恵が一人残されて、叔父のもとに引き取られていました。


「なつかしい静ちゃん！

おわかれの時がきました。兄ちゃんはいよいよ出げきします。この手紙がとどくころは、沖なわ（縄）の海に散ってゐます。思いがけない父、母の死で、幼ない静ちゃんを一人のこしていくのは、とてもかなしいのですが、ゆるしてください。

兄ちゃんのかたみとして静ちゃんの名であずけてゐたいうびん（郵便）通帳とハンコ、これは静ちゃんが女学校に上るときにつかって下さい。時計と軍刀も送ります。これも木下のをぢさんにたのんで、売ってお金にかへなさい。兄ちゃんのかたみなどより、これからの静ちゃんの人生のほうが大じなのです。

もうプロペラがまはってゐます。さあ、出げきです。では兄ちゃんは征きます。泣くなよ静ちゃん。がんばれ！」（原文まま）

特攻隊員たちの写真をみると、現代人には見られない純粋で美しい顔を皆が皆、しているように私は感じます。魂が肉体を越えた、脳からいうと人を思う右脳的な優しさがあふれているからこそ、米兵の想像を超えた敵艦への体当たりという、左脳を使った勇猛果敢な行為につながったのではないかと、この遺書からもわかります。

余談になりますが、二〇二一年四月二九日と五月五日に、千鳥ヶ淵戦没者墓苑にお茶の仲間と行き、戦没者の慰霊のために献茶をしました。両日とも風雨が強く、墓苑の森の木々が風雨に揺れる音を聞いていると、まるで戦没者の魂が慟哭しているのではないかと感じました。特攻隊の人達は「後を頼む」といって出征、散華しました。私を含め後を頼まれた日本人が、彼らがもっていた世界に誇るべき日本民族の高潔さを、戦後見事なまでに失ってしまったこと、それを見続けてきた彼らの魂の慟哭を感じました。

私はこの新型コロナの問題も含めて、少しでも日本をよくして、彼らの思いに報いなければならないとあらためて感じ、この本を書いている次第です。

これまでに挙げた人たちは、日本の民族精神、つまり他人の幸せのために身を賭して頑張る公の心があることを物語っています。

若くしてこのような精神を育む教育は、社会でどんなストレスがあっても、それを乗り越え、そのことでむしろ脳がよりよく使えるようになり、自信をもって生きていけるための教育です。その意味で、若者にとって本当に必要な、厳しいけれど親切な教育だと思います。

翻って今の教育をみると、テストの点数で競争させる教育、つまり左脳主体で扁桃体・報酬系が活性化される教育のみが行われており、ちょっとしたストレスでも若者がへこたれ、果ては、うつやひきこもりになってしまうわけです。今の日本の若者は、戦後の教育の犠牲者といってもいいのではないでしょうか。

『鬼滅の刃』にみる日本人らしく生きることとは

コロナ禍の中、『鬼滅の刃』という漫画が爆発的にヒットしたことは皆さんもご存知ではないでしょうか。

私は、このヒットの背景に、日本人らしく生きる指針を大人が若者に示してこなかったことが少なからず影響しているのではないかと感じています。

あの作品の中には、日本人がかつてもっていた民族精神、つまり日本精神が宿っており、どう生きて行けばいいか迷っている若者の共感を呼び、これから胸を張って生きていくためのヒントを与えたように私は感じました。

日本精神とは何か、それは六つの要素で表せると、私は考えています。

1　相手、物に対する感謝と真心（右脳二次元の脳の使い方にあたる）

世界的に見て日本人の脳の使い方の最大の特徴は、右脳二次元が主体ということです。これはつまり、相手に対する感謝と真心が、脳の使い方の主体であるということです。今はともかく、少なくとも戦前まではそうであったといえます。

日本人の中で、この右脳二次元主体の脳の使い方の人が一番多くなっており、このことは、我々が行っている脳テストでもはっきり結果として出ています。

感謝や真心の気持ちを日本人が強くもっているのは、日本の置かれている地政学的な面がかかわっているのでしょう。日本は、自然が豊かで厳しい上に、外国からの侵略がほとんどなかった平和な島国であったため、自然の一員として自然に溶け込みながら、同じ場所で同じ人たちと狩猟や農耕をして生きてきました。

そのため、日本人は自然や人間との関係性が濃い民族であり、そのため右脳二次元の脳の使い方、つまり感謝や真心を前面に出すことが、自分たちの子孫も含めて幸せに生きていくために一番いいやり方だったのでしょう。もっといえば、自然はすべてのものに役割があり、その関係性を保つことでずっと続いてきました。日本人の生き方の根底にあるのは、自然全体を一つとみて、その中の一員が人間であるという一元論といってもいいでしょう。

『鬼滅の刃』の主人公の竈門炭治郎は、まさしく右脳二次元主体の優しい男です。彼が炭を売りに町に行っていた間に、妹の禰豆子を除いて一家が、鬼に惨殺されます。禰豆子も、傷口に鬼の血を浴びて鬼になっていました。

『鬼滅の刃』は、妹思いの炭治郎が、彼女を鬼から人間に戻すために、文字通り身を賭して戦い続ける物語になります。その中で、煉獄杏寿郎という柱（鬼殺隊という、鬼を狩り続け、鬼より人を守る組織の中心として数名いる、独自の強力な技をもっている隊士）と共に、鬼と戦う話があります。杏寿郎は幼くして母親を亡くすのですが、その直前に母からこういわれます。

母「なぜ自分が人よりも強く生まれたのかわかりますか」

杏寿郎「わかりません」

母「弱き人を助けるためです。生まれついて人よりも多くの才に恵まれた者は、その力を世のため人のために使わねばなりません。天から賜りし力で人を傷つけること、私腹を肥やすことは許されません。弱き人を助けることは、強く生まれた者の責務です。責任を持って果たさなければならない使命なのです。決して忘れることなきように。」

杏寿郎「はい」

彼は、鬼から人間を守るために炭治郎らと共に戦いますが、奮戦むなしく殺されます。そして、彼が死ぬ寸前に、亡き母と会話をします。

杏寿郎「母上。俺はちゃんとやれただろうか。やるべきこと果たすべきことを全うできましたか?」

母「立派にできましたよ」

日本は母系社会といわれています。母系社会では、生きるべき道をまっとうに生きて社会の役に立ち、それを母親に褒められることが、息子の生きる大きな原動力になります。

日本人は、このように右脳二次元的な、温かくて濃い人間関係を、親から子へ伝えてきた民族です。吉田松陰や渋沢栄一も特攻隊の隊員も、彼らを思う温かい母親がいることが、強いストレスを受けても、発奮してそれを乗り越える原動力となり、偉業につながったのでしょう。

右脳は波動であると以前述べましたが、このような右脳主体の人間関係は、人と人との波動が共振し、お互いのエネルギーが上がるつながりといってもいいかもしれません。それが幸福感の本質ではないかと私は考えています。

松下村塾出身のほとんどの人が大きな仕事を成したのも、そのようなみんなと共振し幸福感を感じる波動を吉田松陰が作り、さらに吉田松陰の苛烈な死により魂の神髄がみんなに伝わったからでしょう。

渋沢栄一が明治時代に作った会社の多くが今日まで続いているのも、彼の人を思う波動が多くの人に伝わり、それが会社に関わる後世の人たちにも受け継がれたからでしょう。

2 現場で理にかなった本質をつかむ（左脳三次元の脳の使い方にあたる）

右脳二次元を深めれば深めるほど、左脳三次元の合理性につながります。

本当の意味で相手のためになるには、合理性をもたないとその相手の役には立ちません。それが武士道といってもいいでしょう。相手を本当に思うがゆえに、敵と合理性をもって戦う、その二重構造が武士道そのものです。

もともと武士は自分の土地を守るために戦って来た人たちでした。ふだんは農業をして平和に暮らしていますが、敵がせめてきてどうしても戦わざるをえないときに戦うという、つまりふだんは右脳的な平和を好みますが、戦わざるを得ないときは左脳を使い、高度な技術で戦う脳の使い方になります。

これは日本の自然そのものから出たものであり、ふだんは豊かで平和ですが、ときどき大きな災害が牙をむき、自然の猛威と戦わざるを得ないのと似ています。

日本人は現場主義であり、現場から本質を悟る民です。それは自然という、人間の知恵に比べればあまりに深遠で謙虚に学ぶしかない存在の中で生きて（生かされて）きたからでしょう。そのため、日本人は右脳も左脳も使えるような、レベルの高い脳の使い方ができるようになったのです。

3　次の世代のために公の脳の使い方をする（帯状回などの脳の司令塔にあたる）

吉田松陰、渋沢栄一、特攻隊員の脳の使い方の最大の特徴は、「公」ということです。

彼らが持つ志は、日本を西洋列強から救うという公の思いから出たものでした。これらの志士たちの命を惜しまぬ働きが、その当時西欧列強が有色人種の国をほとんど植民地化し、最後の砦であった日本を、土壇場で救ったのです。

思えば、自然は公そのものです。それぞれが、自分を誇るわけでもなく、自分の役割を、たんたんとしかも精一杯果たし、次の世代に命をつなぐために私を捨てて、命を全うしているのです。

『鬼滅の刃』の主人公・竈門炭治郎炭治郎が、仲間を殺した鬼の猗窩座と戦うことになります。そこで「俺が嫌いなのは弱者のみ。弱者が淘汰されるのは自然の摂理」と言ってはばからない鬼に対して、炭次郎はこう反論します。

炭治郎「お前の言っていることは全部間違っている。お前が今そこに居ることが、その証明だよ。生まれた時は、誰もが弱い赤子だ。誰かに助けてもらわなきゃ生きていけない。お前もそうだよ、猗窩座。記憶にはないのかもしれないけど、赤ん坊の時お前は、誰かに守られ助けられ今生きているんだ。強い者は弱い者を助け守る。そして弱い者は強くなり、また自分より弱い者を助け守る。これが自然の摂理だ」

鬼は、自分のみが強くなりたいという個の利益のみ追求しているため、一人一人は戦いには強いのですが、お互いの信頼感は全くなく、集団で戦うことはありません。主人公と共に戦う仲間である鬼殺隊は、後輩に、強くなって人々を鬼から守ろうという公の魂を伝えることで、一人ひとりは鬼より弱くても、集団としての役割分担と集団による力で、鬼より強くなり、鬼を凌駕することができたのです。

4　現実に役立つための合理的な型、道（小脳の脳の使い方にあたる）

小脳は、運動のみならず、考え方、情動などの型も入っていることが最近わかってきました。かつての日本人は、それを体験的にわかっていたように思います。

茶道にしても武道にしても、日本人がすべてを「道」にするのは、動きのみならずその背後にある考え方、情動のいい型を繰り返し稽古し、現実に対応する部位である小脳の中に、いい動き、いい考え方、いい情動がそろった確固たる回路を作り上げるためだったと、私は考えています。

そうしないと、厳しい現実に対応できるような、本物の脳の使い方にはならないことを、日本人はわかっていたからでしょう。

竈門炭治郎は、鬼殺隊の剣士の育手である鱗滝左近次に、山の中で徹底的に鍛えられます。一年後、左近次に「もう教えることはない。この岩を斬れたら〝最終選抜〟に行くのを許可する」といわれても、半年たっても岩は斬れません。そんな時、錆兎という少年が現れ、弱音をはく炭治郎に、剣の相手をすることで叱咤激励します。

錆兎「お前は何も身につけてない。何も自分のものにしていない。特に鱗滝さんに習った呼吸術〝全集中の呼吸〟。お前は知識としてそれを覚えただけだ。お前の体は何もわかっていない。お前の血肉に叩き込め。もっと、もっと、もっと！　鱗滝さんが教えてくれた全ての極意を決して忘れることなど無いように、骨の髄まで叩き込むんだ」

炭治郎「やってる。毎日やってる。必死で！でも全然ダメなんだ。前にっ…進めない、これ以上。」

錆兎「進め！　男なら、男に生まれたなら、進む以外の道などない！」

そして半年後、錆兎に「半年でやっと男の顔になったな」といわれ、炭治郎は岩を斬ることに成功します。

先ほど小脳には運動だけではなく、考え方や情動の型が入っているといいましたが、おそらく日本人の型の鍛え方は、それがいい形ですべて一致したときに、何物にも動じない、どんな状況でも発揮できる強い回路ができるということではないかと思います。

そのためには、炭治郎のように死ぬほど鍛えるしかない、それにより強い回路ができて、初めて過酷な現実――『鬼滅の刃』では鬼との戦いになります――に対処することが可能になるのでしょう。実際、この後竈門炭治郎は多くの型を身につけ、それを武器に鬼と戦います。

このことは、我々が困難に立ち向かい、乗り越えるためには、普段から合理的で役立つ型を身に着けて、強い脳の回路を作っておくことが先決であると教えてくれているようです。

5　現場のストレスでレベルアップする（視床下部の脳の使い方にあたる）

視床下部は、西洋医学的にいえば、自律神経、ホルモン、意識の中枢であり、身体の状態がどちらかに傾いたらいい状態に戻す、いわゆるホメオスタシスを司る非常に重要な部位です。

私の経験からいうと、おそらく波動の中心であり、視床下部が活性化することで自然治癒力が上がり様々な病気が治ります。このことは、前項の波動医療のところで詳しくお話しました。

そして、視床下部が活性化するのは、愛情とストレスの両方を繰り返し経験することです。

竈門炭治郎は、最初は指導者の鱗滝左近次に「この子は駄目だ。思いやりが強すぎて決断できない」と思われていました。しかし、厳しい鍛錬、鬼との戦いのストレス、何度もの怪我によるリタイアを乗り越え、仲間や妹の愛情により、次第に技も精神も強くなっていきます。
猗窩座と竈門炭治郎との戦いぶりを見て、先輩の冨岡義勇がこのように心の中でつぶやきます。

「炭治郎……格段に技が練り上げられている。お前の実力は、柱に届くと言っても過言ではない。上弦の参を相手にこれ程……あの日、雪の中で絶望し、頭を垂れ、涙を流しながら妹の命乞いをするしかなかったお前が、戦えるようになった。命を、尊厳を奪われないために。〝この少年は弱くない。侮辱するな〟杏寿郎の言葉は正しかったと認めよう。お前は確かに弱くなかった。敬意を表する」

竈門炭治郎の家族を惨殺した、最強の鬼である鬼舞辻無惨との戦いでも、多くの柱が死んでいく中で、炭治郎は何度も心臓が止まりながら回復して、柱以上の活躍をして、鬼を退治し、人々に平和をもたらすことに成功します。
まさしく、この物語を通じて、読者は、主人公の視床下部の機能がどんどん上がっていった軌跡を見せられているといってもいいでしょう。

6　与えられた己の脳を使い切ることがゴール

鬼舞辻無惨という鬼は、竈門炭治郎がいくら強くなったとはいえ、圧倒的に実力差がありま す。

炭治郎は、全部で一二の「日の呼吸の型」ができるようになっていましたが、一三番目の型があるという話を聞き、ずっとそれがなんなのかを考えていました。そして、鬼舞辻無惨との戦いで、一三番目の型とは、これまでの一二の型を休みなく繰り返し出し続けて、鬼を日の出まで（註：鬼舞辻無惨は太陽の光を浴びると死ぬ）戦いの場に釘付けにすることだと悟ります。

自分の持つすべての型を出し続けることが、実力差がある鬼舞辻無惨にすぐに勝てなくても、彼を逃がさずに、日の出まで時間を稼ぐことにつながるからです。

自分の持っている技をすべて使い切って戦うのは、鬼殺隊すべてに共通していました。すべての隊員が、自分の持っている力をすべて出し切り、倒れては立ち上がり、倒れては立ち上がり、同志の屍を乗り越えて最強の敵に向かっていきます。たとえ実力差は明白であっても、鬼気迫る鬼殺隊の勢いにだんだん追い詰められ、鬼は最後に日の光を浴びて、鬼の一番嫌っていた死を迎えることになります。

これは、たとえ敵がコロナのような強力な相手であろうと、我々が己の脳を使い切って対峙することで、困難な状況を乗り越えることができることを示唆しているように思います。

■右脳主体の日本人だからこそできる底力の健康法

日本人は、個人個人は西洋人程精神的にタフではありませんが、集団になると力を発揮します。その理由は、右脳主体なので、自分のためにやるのはあまり力がでませんが、人のためにやると力を発揮する利他性の強い民族だからです。

集団の向かっている目的のため、各自が身を捨てて、持っている力を集団のためにすべて発揮し、目的を達成するためにそれをうまく組み合わせてきた民族であり、どんな困難に対しても打ち勝ってきた歴史があります。

明治維新や終戦後、驚異的なスピードで西洋文明に追いつき追い越した理由もそこにあります。

つまり、日本精神を持った集団を作ると、日本は世界で一番力を発揮し、目的を達成する民族であるということです。これは、日本人が二元論――自分と他人の境界を作って動く民族ではなく、一元論――全体が一つでその中の役割を徹底して果たそうとする民族だからでしょう。

これは脳からいうと、自分と他人を区別する左脳ではなく、自分と他人の境界をなくす右脳を主体として動いているということになります。私は、人が二元論ではなく一元論で動くことが、新型コロナ禍を乗り越え、幸せに生きる鍵があると考えています。

最後に、2章でお伝えした、新型コロナ禍を乗り越え、コロナ後に健康に生きるためのポイントを整理しますと、このようになります。

1 新型コロナで発症、重症化し死に至る人は、生活習慣病を持つ人が多い。

2 新型コロナは感染力が強いので、感染を完全に防ぐのは、いままでの一年余りを振り返ると困難なのは明白であり、感染を防ぐのに効果的な対策を継続するとともに、生活習慣病を予防、改善して、たとえ感染しても発症、重症化をしないようにする対策を併用することが必要である。

3 生活習慣病を予防、改善するには、食、身体、脳の使い方を、今まで伝えてきた原則に基づいて生活することである。それにより、免疫力が高い状態になり、生活習慣病の予防、改善につながるとともに、新型コロナの発症、重症化を防ぐことにもつながり、幸せに社会生活を送ることができる。

4　コロナ禍の困難に打ち勝つために、左脳、扁桃体・報酬系主体ではなく、右脳、視床下部を主体としたストレスに強い脳の回路を作ることが肝要である。これは、コロナ後に健康に生きる上でも非常に重要である。

3章

「脳活」して、アフターコロナを健康に生きる

■パンデミックは社会をどう変えてきたか

ペストの流行と社会への影響

――われわれは、われわれの歴史のなかにわれわれの未来の秘密が横たはつてゐるといふことを本能的に知る。　岡倉天心『東洋の思想』

歴史は、今を生きる我々にさまざまなことを教えてくれます。過去にあったパンデミック（世界的大流行）がどう歴史を変えたのか、脳からの解析も加えて考察し、新型コロナによってどう歴史が動いていくのかを予想してみたいと思います。

天然痘、ペスト、スペインかぜ（インフルエンザ）等、過去幾多のパンデミックが世界各地であり、そのたびに国家や王朝がダメージを受け、次の時代へと歴史が変わっていくということを繰り返してきました。その中で最大のものの一つであるペストの流行に関して、それがどのように時代を変えていったのか、それは脳から見るとどういう意味があるのかについて述べたいと思います。

中世ヨーロッパにおけるペストの流行の起源は、中央アジアであるといわれています。

一三四六年、モンゴル帝国に属するキプチャク・ハン国が、クリミア半島最大の港湾都市であるカッファを攻撃したのが、ペストがヨーロッパに広がるきっかけになりました。(『パンデミックの歴史がみせる未来の姿』三石晃生著)キプチャク・ハン国軍の中でペストが発生し、退却せざるをえなくなったときに、彼らはペストで死んだ遺体を投石器に載せて、カッファの城壁の中へ飛ばしました。

そのためカッファ城内でペストの感染が拡大し、そこを支配していたジェノバ商人たちはイタリアに逃げ出しました。そして、商人たちの寄港したコンスタンティノープル等の大きな港湾都市から、ヨーロッパ全土、北アフリカ、中東へ感染が広がりました。

その後、ペストは半世紀にわたって流行し、人々はペストの恐怖におびえることになります。このペストの流行で亡くなった人は二五〇〇〜三〇〇〇万人といわれ、その当時のヨーロッパ人の三分の一から四分の一が死んだといわれています。

ペストはどのような影響をヨーロッパ社会に与えたのでしょうか。

「第一に、労働力の急激な減少が賃金の上昇をもたらした。農民は流動的になり、農奴やそれに依存した荘園制の崩壊が加速した。（中略）その結果、労働者の購買力は上昇し、彼らはそれ以前には経験したことのない経済的余裕をもつことになった。第二に、教会はその権威を失い、一方で国家というものが人々の意識のなかに登場してきた。第三に、人材が払底することによって既存の制度のなかでは登用されない人材が登用されるようになり、社会や思想の枠組みを変える一つの原動力になった。結果として、封建的身分制度は、実質的に解体へと向かうことになった。それは同時に、新しい価値観の創造へと繋がっていった。半世紀にわたるペスト流行の恐怖の後、ヨーロッパは、ある意味で静謐で平和な時間を迎えた。それが内面的な思索を深めさせたという歴史家もいる。気候の温暖化も一役買った。そうした条件が整うなかでやがて、ヨーロッパはイタリアを中心にルネサンスを迎え、文化的復興を遂げる。ペスト以前と以降を比較すれば、ヨーロッパ社会は、まったく異なった社会へと変貌した。変貌した社会は、強力な国家形成を促し、中世は終焉を迎える。」（『感染症と文明』山本太郎著　岩波新書）

死の恐怖を乗り超えて生まれたルネッサンス

ペスト以前と以降では、全く異なった社会となったヨーロッパ社会。では、ペストの恐怖を経て、なぜルネッサンスが生まれたのでしょうか。

「一四世紀後半から一六世紀には、『死の舞踏』と呼ばれる踊る骸骨を描いた版画、青い馬（聖書に登場する死の象徴）を描いた聖フランチェスコ教会の壁画など、『死』をモチーフとした芸術作品が多く製作され、人は高貴な者も貧しい者も、みないずれ死ぬという戒めを込めて、ラテン語での「メメント・モリ（死を忘れるな）」というフレーズが広まりました。『死』のイメージは、やがて『再生』への願望、人間らしい生への肯定に結びつきます。この時期に書かれたボッカチオの小説『デカメロン』では、苦難からの逆転、好色さや悪知恵などキリスト教の道徳観を離れた人間らしさが語られました」（『一〇の感染症からよむ世界史』脇村孝平監修　日経ビジネス人文庫）

ペストの流行が沈静化したあとの人々の感情は、生きていることの高揚感にあふれ、その後のルネサンス芸術の開花につながっていったわけです。

ラバウルやニューブリテン島で瀕死の重傷をおい、終戦により命からがら日本に帰還した漫画家の水木しげるが、戦後しばらくして戦友を弔うためにかつての戦地に赴いた時に「こんな愉快なことはなかった」という感想を漏らしていました。

もちろん戦友を弔う気持ちは強かったでしょうが、一方で生きたくても生きられなかった戦友の代わりに自分は命を与えられ、美味しいものを食べようと思えば食べられる、生きているという事は実に愉快なことであるという正直な気持ちが沸き上がってきたのでしょう。

人間の脳は、死の恐怖を長期間味わうと扁桃体が過剰に活性化します。そして、その恐怖から逃れられたときに、その代償として報酬系が活性化するものと思われます。

心理学でいう吊り橋効果とは、危険な場所や、心臓がドキドキする時間を共に過ごした人に恋愛感情を抱いてしまう心理効果のことをいいます。これもストレスにより扁桃体が過剰に活性化し、ノルアドレナリンが大量に分泌されて不安になっているときに、その代償としてドーパミンが分泌されやすくなり、生きる喜びをより感じるようになる、脳固有の生理作用ではないかと推測されます。

中世ヨーロッパでペストから生き延びた人たちも、恐怖から解放されることで同じように生きる喜びが湧き上がり、当時の年代作家が記したように「誰もが何かをせずにいられない」ような心境になったのだと思われます。

その生きる喜びが、さらに平和な時間を過ごすことで熟成し、脳の使い方のレベルが上がり、その頃に偶然起こった様々な状況、たとえば東ローマ帝国の滅亡でギリシャの知識人がイタリアに亡命したことなどが重なり、ギリシャ・ローマ時代に回帰するルネサンスに結び付いたのでしょう。

平和な時に脳がリセットされ、脳のレベルが上がるのは、脳の中でデフォルト・モード・ネットワーク（DMN）（註：何もしていない時に活性化する部位で、何もしていないときに脳がリセットされ、脳のレベルが上がる。帯状回などがそれにあたる）が活性化され、脳全体が有機的に使えるようになるからです。

歴史的に見ても、このような現象は日本でもみられ、戦乱の戦国時代から一〇〇年くらい経って平和な時代が訪れると、元禄文化が花開いたのは皆さんもご承知のとおりです。

■パンデミックによって人々が脳をリセットした

ところで、ルネサンスで活躍した芸術家が、中世と打って変わって人間性や愛をテーマにした作品を多く描いたのは、脳から見たらどういう解釈ができるでしょうか。

それに関して、私は以下のように考えています。人間の肉体、つまり目に見えるものと関わっているのが、左脳と扁桃体・報酬系です。これらは、他人との競争に勝ち、自分の肉体を維持するためにあります。歴史的にみると、これらは目に見えるわかりやすいものなので、時間がたつにつれてどうしてもそれが主体になっていき、結局強い者が弱い者を支配する構造になっていきます。それが、中世の教会であり貴族領主だったわけです。

教会は、信仰心がないものは罰を受け、ペストにかかって死んでいくという理屈で信者の扁桃体を活性化し、恐怖で民衆を支配します。貴族領主は、高い地代をとり、農奴を自分の土地に縛り付けることで、支配していました。ところが、ペストの流行により、その構造が崩れました。

数多くの教会の聖職者がペストで死に、あろうことか教皇であるクレメンス六世は、ペスト禍を避けて、教皇庁のあるアヴィニョンから逃げ出します。彼らの教義の嘘が白日の下にさらされたわけです。

またペストにより農奴の数が減少し、彼らの待遇を改善し賃金を上げないと、貴族領主は農奴を雇えない状況になりました。強者と思われていた教会と貴族領主が、ペストという強いストレスの前に、現実にそぐわない虚構の存在であることが露呈したわけです。目に見える左脳、扁桃体・報酬系の世界で生きて来た強者たちは、ペストという厳しい現実の前にもろくも崩れたわけです。

　そしてペストの猖獗がおさまって平和な時間が始まり、人々が脳の使い方をリセットしレベルアップする余裕ができると、ペスト以前の、ある意味肉体にとらわれていた浅い考え方を反省し、生きる本当の意味を深く考えたり、愛や幸福とは何であるかを考えるという本質的な方向に行くようになりました。愛や幸福は、決してお金で買えるといった目に見えるものではなく、感じる世界、つまり波動の世界になります。

　脳からいうと、目に見える左脳、扁桃体・報酬系の世界から、目に見えない波動の右脳、視床下部の世界に脳の主体が移り、その結果として人間性や愛をモチーフにしたルネサンスの芸術が花開いたわけです。

　目に見える肉体の世界は必ず死で滅びますが、目に見えない世界は死を越えて永遠に続きます。実はそのころの中世ヨーロッパは、人口が増加して飢饉が起こることもしばしばあり、中世のシステムは限界に達していました。そういう意味で、中世を終わらせるのを加速させたのがペストともいってもいいでしょう。今の新型コロナもそうですが、パンデミックは、社会が限界に達して不穏な状況のときに起こるような気がしてなりません。

ペストの時代と似ている今の状況

現代も、私はペストのパンデミックがあった時の状況と似ていると感じています。

左脳、扁桃体・報酬系のチャンピオンともいうべき少数の国際金融資本家が、政治、経済、メディア、医療等世界のすべてを支配し、彼ら以外の貧しい大衆はそれに気が付かずに洗脳され踊らされて、金を稼ぐために幸福感もないまま一生あくせくと働いているといった構図になっているのが現実であるといわれています。

いろいろな分野で社会に暗雲が垂れこめ、人々は先の見通せない行き詰まり感を抱えているといっても過言ではないでしょう。そこに新型コロナが現れ、幸い日本においては、死者数は比較的少ないですが、世界全体で見ると、多くの死者が現在進行形で増えています。

そして、経済を回そうとすると、人と人の接触が増えるので感染者が増え、そのためロックダウンを何回もせざるをえなくて経済が落ちこむという、ますます出口のない状況に陥っています。

左脳、扁桃体・報酬系主体の、お金が世の中を支配している構造が、多くの敗者を生み限界に達しつつあった世界が、新型コロナで完全に限界に達したといってもいいでしょう。

では、世の中は今後どうなっていくでしょうか。

私は、上記のペストとルネッサンスの関係のようなことが、一部の人達に起こって来るのではないかと感じています。

新型コロナによる感染のみならず、行動を制限され外出ができないせいで病気になったり、経済不況で失職し精神を病んだりする人が、これからの数年間多数出現し、それらによる死者が今以上に増えることは間違いありません。

新型コロナに起因していると思われる死者が周囲に増えるにつれ、一部の人達は、今まで金儲け至上主義として一種のとらわれで働き続けてきたことの意味を問うようになるでしょう。

新型コロナのパンデミックで、多くの人々にとってお金を追い求めることが非常に困難な状況が進行すると、一部の人達は、お金儲けは目に見える世界における一種のとらわれであったことに気が付き、目に見えない世界、すなわち本当の幸せとは何かを考えるようになるでしょう。

たとえば、ルネッサンスが愛をテーマにしていたように、経済を最優先で追い求めるのではなく、健康で愛に満ちた生活を最優先にし、お金はそれを維持する程度にあればいいと考える人たちが出てきて、それらの本質に目覚めた人達がコミュニティーを作っていくのではないかと思います。

これらの本当の幸せを求める人たちは、波動である右脳・視床下部主体なので、自分の健康を増進することで、たとえ感染しても発症しないというやり方で新型コロナとの共存をめざします。それに共感のできる人たちとコミュニティーをつくって、仕事を普通にしながら人生を歩もうとするでしょう。実際私のまわりにも、そのような人たちが集まってきています。これは、新型コロナを敵と見る二元論ではなく、新型コロナと共に歩む一元論の考え方となります。

現代にパンデミックが起こった意味

そのためには、繰り返しになりますが、新型コロナにたとえ感染しても発症しないように、自分の免疫力を常にいい状態に保つ必要があります。

実はこれは、新型コロナのみならず、多くの生活習慣病の改善、予防に結び付きます。生活習慣病をもたない健康な人は、前述したように新型コロナで重症化する確率は非常に低くなります。

つまり、新型コロナに対してストレスを受けずに、幸せに人生を生きるためには、常に免疫力をいい状態にしておくことが一番の鍵になります。それは同時に、生活習慣病になることも防がれるため、一生健康に幸せに生きることにもつながります。

何事も、必然的な意味があって起こっているといわれます。

私は、新型コロナがパンデミックを起こした意味は、人々に対して、自分の健康は自分で守ることへの目覚めではないかと思います、それにより新型コロナの発症を心配することなく社会活動ができるし、それを実行できる人のみが幸せに生きて行ける、そういうことを気づかせるためにあるように思えてなりません。

新型コロナ禍においては、経済と健康を両立させるために、自由を犠牲にして全体主義になり、ロックダウンのようなすべての行動を国家に統制してもらうしかないという話になりがちです。そうではなく、自分自身の健康を自分で増進すれば、外で自由に活動でき、当然経済もそれについてくるので、国家の統制を受けることなく、自由を満喫しながら幸せに生きていけるということです。

■脳のレベルを上げて「生きる力」を強くする

二元論のウイルス対策はもう限界

私がこの本で皆様にお伝えしたかったことは極めてシンプルです。

一章でコロナの実態と脳機能による脳の使い方の解析を図り、二章で、このコロナ禍を生き抜くために我々は何をなすべきかを、食・肉体・脳の使い方の観点から具体的に示しました。生活習慣病の予防・改善により免疫力を上げることが、新型コロナ禍から私たちを守る切り札になると私は確信しています。

最後になりますが、この章ではパンデミックの歴史から学ぶとともに、この時代に新型コロナ禍が起こったことの意味を見据えて、真の意味で新型コロナ禍を乗り超えるために、我々は何をすべきかについてお伝えしたいと思います。

今、猖獗《しょうけつ》を極め、社会に暗い影を落としている新型コロナ禍を乗り越えるにはどうすればいいのか、その本質的な事に関して私の考えるところをお伝えしたいと思います。

本というのは当然言語のみで伝えるものなので、左脳的で理屈がすっきりと通っていないとわかりにくいわけですが、現実には、真実というものは言葉だけでは表せない右脳的な面が強いので、本の中だけですべての真実を正確に伝えることは困難です。

これから伝える事柄は多分に右脳的な話も多く、理屈のみで物事を考える左脳主体のタイプの人には、理解し難い面もあるかもしれません。それはそれでよいのです。この本に書きたかった結論は、ここまで読んでいただいたことで十分伝わっていると思います。ですので、このまま読み飛ばしていただいてもよろしいかと思います。一方、右脳的な感覚をもっている方は、理屈のみではなく感覚的にも、これから私が述べることが腑に落ちるのではないかと思っています。

日本人の民族精神である日本精神は一元論であり、それがストレスを乗り越える鍵であると述べましたが、これは現在進行形の新型コロナ禍というストレスにもあてはまると、私は考えています。

今までの新型コロナの対策は、二元論でした。ゼロコロナという言葉が象徴するように、新型コロナを敵とみて、新型コロナをできるだけ自分の身体から遠ざけて感染させない、そのためには目には見えない新型コロナを可視化する必要があるので、ＰＣＲ検査を行い、感染があるかどうかを誰でもわかる形にし、それを基に対策を練ってきました。

しかし、一年以上たっても、新型コロナは感染力の強い変異株が出現し、令和三年には四回目となる緊急事態宣言が実施され、元通りの経済活動ができる状況にはなかなか戻れていません。

新型コロナは二週間に一度変異するともいわれおり、二〇二一年二月の時点で六〇〇〇くらいの変異があるとのことなので、この後天文学的な数に変異株が増加し、今もそうであるように、今後さらに感染力の強い変異株が出てくることは間違いないでしょう。

新型コロナは、他のRNAウイルス、たとえばエボラ出血熱やSARS、MARSに比べて弱毒なので、たとえ感染力が強いウイルスが出現しても宿主である人間が死んでしまう確率は低く、そのため逆にウイルスがさらに広がっていくのは明らかです。

切り札といわれているワクチンも、ものすごいスピードで変異株をつくっている新型コロナにすべて対処できるとは、常識からみておそらく難しいと思われます。実際このことは、新型コロナがパンデミックになった当初から、多くの免疫学者が指摘してきました。

つまり、新型コロナを敵と見なして、それを人類から排除するという戦略のみで新型コロナ禍に立ち向かうと、この一年以上の状況をみても経済を疲弊させるだけで、永遠に続くイタチごっこをやっているようなものだと私は感じています。

国民が疲弊して出口が見えなくなっている今、発想の転換が必要な時期にきているように思います。それが、二元論から一元論に考え方を変えるということです。

つまり新型コロナを敵として排除するのではなく、人類が今までずっと様々なウイルスにしてきた、もしくは結果的にそうなったように、ウイルスとの共存をはかるということになります。

これは可能なことです。

なぜならば、人間は腸をはじめ、口腔、鼻腔などに多くの細菌やウイルスが常在しており、免疫力がしっかり働いていれば、細菌やウイルスとの共存が可能であった長い歴史があるからです。

本書でこれまで述べてきた、生活習慣病を予防、改善するための食、身体、脳の使い方は、免疫力をいい状態に保ち、体内に常在している細菌、ウイルスといい状態で共生するということです。これはつまり、自分の身体の中にある非自分の生物である細菌、ウイルスを敵という対立項で見る二元論ではなく、それらを自分の身体の一部として取りこみ、味方にして一緒に生きていく、という一元論にほかなりません。

実際、腸内細菌の状態をよくすることが、脳や身体の健康を保つための非常に重要な要素であることは、今や常識になりつつあるくらい社会に浸透してきました。身体の外から取り込んだ腸内細菌を、いかに自分の身体に役立つものにしてきたかの証左だといえるでしょう。人と腸内細菌は、お互い必要な存在として共存しているのです。そして、日本人は世界中で一番腸内細菌の種類が多いといわれています。日本人は元々、一元論に長けた民族だったのでしょう。

いまこそ一元論の発想で感染症危機を乗り超える

私の述べてきた食、身体、脳の使い方の原則が、なぜ身体に常在する細菌やウイルスを味方につけ、身体全体をひとつのもの（＝一元論）として、健康という方向に向かわせているのでしょうか。

この理由を医学的にいえば、たとえば腸内の善玉菌は、栄養や免疫を改善し、身体を健康にする働きがあるといわれています。しかし、莫大な数（一説によると百兆個）の善玉菌が調和を保って、自分とは違う生物である人間の身体を健康にするという方向に、なぜ共同して働くのか。

その根本的な理由を、単に栄養学や免疫学の言葉を使って説明するのは、無理があると感じています。

ちょっと考えてみても、非自己である莫大な数の善玉菌が、人の身体の健康のためにお互い手を取り合って働くとしたら、菌からすれば自分とは違う生物にそこまで尽くしてくれるのは驚異的なことです。この疑問に関して、私は次のように考えています。

健康になるための食の原則は日本食にあります。それも精製していない旬のもの、つまり生命力、エネルギーのあるものを食べることが肝要です。

そして、ストレスに強い日本精神とは、右脳や視床下部を主体に使うことであり、その部位は今までお話ししてきたとおり、波動と関わっています。身体に関しても、自然治癒力の中枢である視床下部を活性化する波動医療が有効であるということを示す多くの症例があります。そして、波動医療の最先端には量子力学がすでに入ってきています。

つまり、健康になるための食、身体、脳の使い方の原則の本質は、すべて波動に関わっているのではないかと私は考えています。

左脳や扁桃体・報酬系は、自分の肉体という目に見えるものを守るという事に関わっているので、二元論になります。なぜならば、これらの部位は、自分と他人を区別する働きがあるからです。これらの部位は、自分の身体と、腸内細菌や腸内ウイルスを別物として区別します。

一方の右脳や視床下部は波動と関わっているので、目に見えない世界である波動との境界はなく、一元論になります。身体と腸内細菌、ウイルスの波動は境界の作りようがありません。波動ですので、振幅が合えばお互い共振し、エネルギーが増幅することにつながります。

これは私の想像ですが、腸内細菌の中で善玉菌は、身体とうまく共振して、身体にエネルギーを注入し、元気にしている面があるのではないかと考えています。

最初の項で、ハーバード大学の脳科学者ジル・ボルト・テイラーが左脳の障害を受けた時に、自分にエネルギーを注入する人間と、エネルギーを奪う二種類の人間がいると感じたとの証言を紹介しました。

その言葉に従えば、エネルギーを注入する人間に当たるのが、腸内の善玉菌なのかもしれません。旬の生命力のあるものを食べる意味も、善玉菌と共振して、善玉菌のエネルギーを高め、働きを活性化するのではないでしょうか。立証はまだですが、そんなことがありうるのかもしれません。

これは、全く荒唐無稽な話ではありません。近年、最先端の生物学である量子生物学が進歩してきており、生体内のすべての反応、たとえば酵素反応、神経の伝達、抗体反応等の多くの反応の最後のステップは、量子力学を用いてしか説明できないとの見方があります。要は、物質（粒子）ではなく、波動という概念を導入しないと説明がつかないことがわかってきたわけです。

生体内のミクロの世界において、驚異的ともいうべき高速で正確な反応が起こっていることについては、目に見える物質の世界からでは説明がつかなくなってきており、それを正確に説明するには、量子力学でいう波動の概念が必要なのです。

これからの感染症への対応――怖れるか、愛で行動するか

右脳二次元の人の新型コロナに対する反応の項で、怖れは二元論であり、愛は一元論であるという話をしました。

怖れは、目に見える世界、つまり自分の肉体と関わっており、自分の肉体が、敵（この場合新型コロナになります）によって危険にさらされていると感じたときに出てくる感情ですから、これは二元論になります。

怖れで動く人は、テレビなどの大手メディアに毎日接することでコロナ脳に洗脳され、大手メディアとその背後にいる人たちにいいように動かされることになります。そのことにより、今後どうすればいいのかの出口が見えなくなるのです。

社会が経済活動を始めると、新型コロナは必ず増えます。新型コロナ感染者が増えたことに怖れをいだき、活動を停止して自宅に閉じこもると、経済的に破たんするか、健康を害していきます。怖れで行動する人は、新型コロナ禍の中で、経済と健康を両立することが不可能な人です。

怖れで行動する人が健康と経済を両立させる唯一の方法は、今中国で現実に行われているように、全体主義国家の中ですべてを監視されることを許し、自由と引き替えに健康と経済を国

家から与えてもらうしかありません。

反対に、愛で行動する人は、新型コロナと共生しようとするため、一元論になります。愛は、相手の波動と共振し、お互いにエネルギーが上がることで感じるものだと思います。だから、愛する人がいると元気が出るのです。

右脳が幸福感と関わっていること、視床下部から愛情ホルモンといわれるオキシトシンが出ていること、右脳や視床下部が波動に関わっていることなどを勘案すると、愛の本質は波動であり、そのために境界がなくなり、相手と一体化するのだと考えます。これが一元論であることの一つの証左になると私は考えています。

日本の現実をみると、二元論では新型コロナを終息させることが困難であることはわかってきました。では、一元論の愛だけでこのコロナ禍を終息させるのは可能なのでしょうか。

私は左脳もかなり使っている人間なので、愛だけでそれを終息させることに関して、具体的にどうすればいいのかはちょっと想像がつきません。

新型コロナと共存するには、愛に満ちた生活をすることがベースにないと難しいとは想像できますが、私の左脳は、愛だけで新型コロナがおとなしくなって、素直に自分の身体の中で共存するとはとても思えません。我々が肉体をもっている以上、ウイルスという、感染すれば宿主の細胞を利用し、その細胞を破壊して増殖しようとする性質のあるものに対して、それに負けないだけの強い肉体をもっている必要があります。

つまり、一元論といっても、愛の波動のみで対処するのは現実的ではなく、愛の波動と、それを現実の中で実行可能とする強靭で健康的な肉体で、新型コロナに対処するのが現実的ではないかと私は考えています。これが私の考える、魂と肉体を一致させる真の一元論ということです。

元々量子力学は、すべての物には粒子と波動の二つの要素があるという考え方なので、量子力学的にいえば、魂（波動）と肉体（粒子）を一致させるのは、当たり前の真実かもしれません。

しかし、いくら免疫力が強いといっても、新型コロナに対する免疫があまりできていないときに大量の新型コロナウイルスが身体に侵入したら、間違いなく発症するでしょう。

今行われている対策、手洗いや換気などでできるだけ新型コロナを大量に侵入させないようにして、最初はそれでもどうしても侵入してくる少量の新型コロナウイルスに対して免疫力をつけ、徐々に新型コロナに対する免疫力を高め、免疫力が十分にできた上で、愛をもって共存できるような方向にもっていくのが現実的な対策になるでしょう。

つまり、今の二元論的な対策も継続しながら、免疫を新型コロナが発症しないようないい状態にもっていく、そして新型コロナが発症しないような十分な免疫ができれば彼らと愛をもって共存していくことが、本当の意味で終息に向かう道になるのではないかと私は考えています。

真の健康対策は、魂と肉体を一致させて免疫力を上げること

これは肉体（左脳）のみの二元論ではなく、また波動（右脳）のみの一元論ではなく、波動（魂）と肉体を一致させる真の一元論になると私は思っています。

実は、渋沢栄一の提唱した「論語とそろばん」は、このことを意味しています。彼の主張を脳から解釈すると、論語という右脳を使うものと、そろばんという左脳を使うものを、両立、一致させるべきであるということです。先ほどのべたように、魂と肉体を一致させるといってもいいでしょう。

幕末の志士たちの思想的な支柱となった陽明学も同じです。たとえば、王陽明の説く知行合一は、全く同じ意味になります。しかし、このとき大事なのは、魂主導で、それを磨くために肉体があるという一致の仕方です。以前述べた日本精神のように、右脳を主体にして、その実現のために左脳があるということになります。

これは、言うは易くで、実は実現することは非常に難しいことです。なぜならば、魂と肉体はある意味真逆といってもいい存在で、右脳と左脳がある意味真逆の機能を持っているように、それを一致させるのは非常に困難であるからです。肉体がある以上は、どうしても人間はそれを保持しようとして、魂を覆い隠し、肉体に関わる自分の欲望や恐れ、怒りで動きがちだからです。

それを一致させるためには、志をもって生き、そのために経験する多くの困難を乗り越えていく以外には道はないことは、過去の多くの偉人の人生をみても明らかです。

魂と肉体の一致は、右脳主体で左脳がそれを支えてしっかりと働いている状態ともいえます。

魂を肉体と一致させるというと、抽象的でイメージしにくいと感じる方もいるかもしれません。より具体的にいうなら、それは魂のレベルで志を高く持ち、常に個よりも公のために何ができるかを指針として行動し、今をよりよく生きること、その実現のために一食一食を大切にして肉体を健康に保ち、免疫力を上げておくことでもあります。

このことはコロナ禍の今だからこそ、より重要な意味をもつと考えています。

肉体のみしか見ていない二元論では、今までのべてきたとおり新型コロナ禍の中で、自由を犠牲にしない限りは、経済と健康を両立させるのは困難ですが、魂主導で肉体と一致させる真の一元論は、新型コロナ禍を乗り越える本質な解決法ではないかと私は考えています。

そうなればもちろん、今まで述べきたとおり、波動により視床下部が活性化することで免疫力が上がり、新型コロナを恐れることなく社会生活を送ることができるでしょう。

そして、この解決法のもっと本質的なことをいえば、どんな人にも必ず訪れる死を怖れることなく、今生きていることに集中でき、幸せにいきていくことができることです。

真の一元論に沿って生きれば、新型コロナの発症云々にこだわるよりも、それを超越して、いつ終わりが来るかわからない生を燃焼して生きることの方がより大事だということになるからです。

人生で起こることは、どんなことにもすべて意味があるといわれています。新型コロナ禍という未曽有の災害が起こった意味は、我々に死を意識させ、生の意味を真剣に問うことだったように私は思っています。

魂主導で肉体と一致すれば、たとえ肉体が死で滅びても、ずっと続くものをもっている――それが魂です。死で自分の人生が終わるという、生と死が別物であるという二元論ではなく、生前も死後も、自分というものは魂で一貫して連続している――これが一元論になります。

さらにいえば、真の一元論は、すべてのものが一つであるということです。これを空間の視点からみると、自然は一つであり、自分はその一部分です。時間の視点からみると、過去から未来まで自分の魂は一つのものとして続いており、肉体はその道具にしかすぎません。

現世を幸せに生きるには、魂主導で肉体と一つになる必要がある、ということになります。それに気づくことが、新型コロナ禍を含め、あらゆる災害や危機において、ストレスを乗り越えて幸せに生きる鍵になると私は思っています。

あとがき

私がこの本を書いている現在（二〇二一年一二月）、日本の感染者数は概ね低い水準に抑えられている状況です。しかし、令和三年には四回目の緊急事態宣言が東京などに発令されましたが、その間に、質的に明らかに有効と思われる対策が立てられていたようにも見えません。新たなオミクロン変異株の出現もあり、これからもまた緊急事態宣言が繰り返されるのか不安な気持ちになっている人は多いと思います。

緊急事態宣言でいろいろな活動が制限されると、しわ寄せは必ず弱い者に行きます。私の外来に通う老婦人に最近聞いたお話では、四月前にご主人が肺炎で入院し、ＰＣＲ検査で陽性だったのでそれ以降面会できず、死に目にもあえなかったとさめざめと泣いていました。

多くの老人は、自宅にこもって足腰が弱り、認知症が進行しています。二〇二〇年には女性の自殺が増加しており、これも経済活動が制限され、派遣切りなどが増えたことが影響していると推察されます。

子どもは校庭や公園で遊ぶ時にマスクを着用しており、今後彼らの健康面にどういう影響が出るか大変心配な状況です。この状態があと数年続くと、日本は健康面でも経済面でもがたがたになるのは明白で、これは戦後最大の国難に直面しているといっていいでしょう。

しかし、日本は欧米ほど厳密な対策をしていないにも関わらず、死者が少ないという幸運に恵まれているのも明白な事実です。そこで、この国難を乗り越えるために、専門家のみならずそれ以外の人達も知恵を出し合い、コロナ後を見据えてコロナ対策の方向性を転換すべき時期になったと私は考えて、この本を書きました。

実は私は、五年前より篠浦塾を立ち上げ、一般人の方々に予防医療のセミナーを開き、多くの人に健康になっていただき、右肩上がりの医療費を少しでも改善するための草の根の活動をしてきました。吉田松陰が提唱した草莽崛起《そうもうくっき》にあるように、世の中を本当の意味でよくするのは、庶民が賢くなって集団で活動し、世の中にいい流れを作ることです。

今まで、健康になるための本当の情報を庶民があまり持っておらず、そのため多くの人が生活習慣病になって医療機関に依存し、医療費の高騰につながっていました。しかし、それでは医療費は右肩上がりになっていく一方です。それを改善するには、多くの人々が健康になるための正確な医療情報を知り、自分の健康を維持するために実行することです。『鬼滅の刃』で主人公の竈門炭治郎に先輩の冨岡義勇が言った「生殺与奪の権を他人に握らせるな」ということを、我々自らが実行すべきときが来たのです。

その地味な活動が、実は昨年からの新型コロナ騒動で、本当に必要な活動になったと私は実感しています。

この本で書いたテーマは極めて単純で、今まで行ってきた新型コロナ対策も必要なものは継続した方がいいが、それと並行して予防医療を行い、免疫力を強化して、たとえ新型コロナに感染しても発症しないようにしようというものです。その点は、オミクロン株や新たな変異株が現れようと同じです。

それは、二元論であった対策を一元論に切り替えるという発想の転換にもなります。欧米と違い死亡者が少ない日本であれば、このような方向性の転換が有効に働く可能性が高いのではないかと私は感じています。そして、予防医療を勉強する仲間にもそのような志を持つ人が増え、一段と熱気が高まった気がします。もちろん、我々の仲間から新型コロナで発症したという話は聞いておらず、方向性はまちがっていないのではないかと思っています。

この方向性は、今後また別のウイルスで同じようなパンデミックが起こることが予想されている中、大変重要なものになっています。免疫力を高め、生活習慣病を防ぎ、それにより新型コロナの発症を結果的に防ぐことが、幸せに生き、幸せに死ぬことにつながります。

新型コロナ禍という世界を襲った災害から人類が立ち直っていくには、やろうと思えばできる環境にある日本人が、率先して方向性を変えていくことが肝要でしょう。逆にいうと、それができるのは日本人しかないと私は確信しています。それが、今後の世界をよくしていくために、日本人に課せられた使命であると私は信じています。

日本は、近代に大きな危機が二回ありました。明治維新と大東亜戦争です。歴史的に見て、その二回あった国家存亡の危機のとき二〇歳前後だった人が、五〇、六〇歳になり国家を率いるようになったときに、日本は栄えているように思います。理由は、若い時に国家が亡びるのではないかという危機があれば、多くの若者の脳の使い方が日本精神となり、国家を支えようとまとまるからです。

これは東日本大震災で東北の若者が覚醒し、現在のスポーツ界において大谷翔平や羽生結弦が世界で活躍しているのをみても、容易に想像できます。明治維新のときに二〇歳前後だった人が社会の中枢を担ったのが日清、日露戦争の頃です。日本はまとまって国難にあたり、国力は大きく前進しました。大東亜戦争が終わった時に二〇歳前後だった人が社会の中枢になったのが昭和の最後の時期であり、高度成長期を経て経済が頂点を迎えました。

ところが、このように社会がどんどんよくなっていく時期に若い時代を送った人が社会の中枢になると、日本は衰退に向かうことになります。若い時に恵まれ過ぎると、自分の事しか考えなくなり、まとまって国難にあたることができなくなります。それが、日露戦争後の日本でした。

大東亜戦争で負けた本当の敗因は、政府や軍部の中枢に日本を貶めようという勢力がいて、まとまって国難にあたろうとするどころが、日本を敗戦に導くような決定をくり返したことでした。

これは林千勝さんの研究で明らかになりました。昭和の最後から平成の最初に起こったバブルとその崩壊も、日本精神を失い、自分の利益しか考えない人たちが社会の中枢にいたことが主因でした。

バブル崩壊から日本は坂道を転がるように衰退し、今や経済を含め社会のあらゆる面でどん底になり、コロナ禍で四回目の国難といった状況になりました。私が思うに、今の二〇歳前後の若者は、日本社会の衰退で非常に厳しい状況に追い込まれているように見えます。

しかし、振り返ると、彼らは追い詰められているからこそ日本精神を取り戻し、今後彼らはまとまって日本を良くしようという方向に動き、日本は再び上昇気流に乗っていくのではないかと思っています。

その一つの表れが『鬼滅の刃』の空前のヒットであり、今も若者の間に潜在的に日本精神が生きているという証明になります。私は、期待を込めて、それを楽しみにしながら、今後若い人たちが日本社会をよくしていくことを、側面から支えていきたいと考えています。

参考文献

1章

Arons MM et al. N Engl J Med. 2020. April 24.
CDC updates, expands list of people at risk of severe COVID-19 illness（CDC 2020.6.25）
Malik G et al. J Neurol 2020
Lei W et al. J Neurol 2020
Leung JM et al. Eur Repir J 2020
Lukiw WJ et al. Cell Mol Neurobiol 2020.
『本当はこわくない新型コロナウイルス』井上正康著　方丈社
『新型コロナ――専門家を問い質す』小林よしのり、泉美木蘭著　光文社
『新型コロナ「正しく恐れる」』西村秀一著　藤原書店
『新型コロナ七つの謎』宮坂昌之著　BLUE BACKS
『丁寧に考える新型コロナ』岩田健太郎著　光文社新書
『コロナと生きる』内田樹、岩田健太郎著　朝日新書
「コロナウイルスの正体」中田真理亜著　anemone 二〇二〇年六月号　ビオ・マガジン
『奇跡の脳』ジル・ボルトテイラー著　新潮社
『脳から見た日本精神――ボケない脳をつくるためにできること』篠浦伸禎著　かざひの文庫

『発達障害を改善するメカニズムが分かった！』鈴木昭平、篠浦伸禎著　コスモ21
『吉田松陰の究極脳』　篠浦　伸禎著、太陽出版
『戦争好きな左脳アメリカ人、平和好きな右脳日本人』篠浦伸禎著　かざひの文庫
『トヨタの脳の使い方』　篠浦伸禎著　きれいネット

2章

『足もみ健康法』　折田充著　しょういん社
『いずみの会式玄米菜食』中山武著　花伝社
『今あるガンが消えていく食事』済陽高穂著　マキノ出版
『オルゴール療法入門』佐伯吉捷著　幻冬舎
『ガンが食事で治る」」という事実　星野仁彦、済陽高穂著　マキノ出版
『がん患者は玄米を食べなさい』伊藤悦男著　現代書林
『ガンにならない3つの食習慣』　高橋弘著　ソフトバンク新書
『奇跡が起こる半日断食」甲田光雄著　マキノ出版
『驚異の「ホルミシス」力』篠浦伸禎著　太陽出版
『気療講座2』神沢瑞至著　文芸社
『酵素の力』　E．ハウエル著　中央アート出版社
『酵素」の謎』　鶴見隆史著　祥伝社新書
『365日、玄米で認知症予防』　芦刈伊世子著　清流出版
『ジョコビッチの生まれ変わる食事』ノバク・ジョコビッチ著　三五館

『すごい！　お腹ゾーンセラピー』杉山平熙著　コスモテゥーワン出版
『水素がすごい』若山利文著　ロング新書
『戦争好きな左脳アメリカ人、平和好きな右脳日本人』篠浦伸禎著　かざひの文庫
『人間の栄養学を求めて』日野厚著　自然社
『フィット・フォー・ライフ』ハーヴィー・ダイヤモンド、マリリン・ダイヤモンド著　グスコー出版
『葬られた「第二のマクガバン報告」』T．コリン・キャンベル著　グスコー出版
『鬼滅の刃』吾峠呼世晴著　集英社

3章

『パンデミックの歴史がみせる未来の姿』三石晃生著　https://corp.netprotections.com/thinkabout/4175/
『感染症と文明』山本太郎著　岩波新書
『一〇の感染症からよむ世界史』脇村孝平監修　日経ビジネス人文庫
『今日われ生きてあり』神坂次郎著　新潮文庫
『吉田松陰の究極脳』篠浦伸禎著　太陽出版
『量子力学で生命の謎を解く』ジム・アル＝カリーリ、ジョンジョー・マクファデン著　水谷淳訳　SB Creative 社
『命の経済』ジャック・アタリ著　プレジデント社
『疫病2020』門田隆将著　産経新聞出版

●右脳3次元	A	B	C
常にテンションが高く、声が大きい方だ	2	1	0
エネルギッシュだと言われる	2	1	0
人を説得するのは得意である	2	1	0
交友関係は広い方だ	2	1	0
何か挑戦するものがあるとエネルギーが出る	2	1	0
成功して有名になり、周囲の注目を浴びたい	2	1	0
政治的に動くのは得意だ	2	1	0
過去の失敗は忘れて、成功例しか思い出せない	2	1	0
人と違うことをやりたいといつも思っている	2	1	0
楽しいことが人一倍好きだ	2	1	0
合計			点

●右脳2次元	A	B	C
世話好きで困っている人を放っておけない	2	1	0
大きな団体よりも小グループの方が落ち着く	2	1	0
人に感謝される仕事がしたい	2	1	0
白黒はっきりつけるのが苦手だ	2	1	0
仁義や筋を通すのが重要だと思っている	2	1	0
人に会うと先ず喜ばせたいと思う	2	1	0
自分のことは後回しになることが多い	2	1	0
子どもや教え子、部下が育つことが何より嬉しい	2	1	0
人間関係が重荷に感じることがある	2	1	0
過去を思い出すと悲しいことが沢山あった	2	1	0
合計			点

巻末付録

表1　脳科学におけるタイプ別性格診断テスト

A はい　B どちらでもない　C いいえ

●左脳3次元	A	B	C
冷静に、理路整然と話をする方だ	2	1	0
チームの責任者に向いていると思う	2	1	0
いわゆる根回しのような活動は苦手だ	2	1	0
自分は大器晩成型だと思う	2	1	0
即断即決を求められるとストレスを感じる	2	1	0
自分が無駄だと思うことは絶対したくない	2	1	0
自分の実績を数値化することが自信に繋がる	2	1	0
自分の感情は表に出したくない	2	1	0
一人で本を読んだり考えたりするのが好きだ	2	1	0
宴会で自分の席から動くことはあまりない	2	1	0
合計			点

●左脳2次元	A	B	C
強く信じている主義や主張がある2次元	A	B	C
規則には忠実に行動したい	2	1	0
「君の言うことは正論だが」とよく言われる	2	1	0
「怒り」の感情が原動力になることがある	2	1	0
ルールや原則を守っていると安心感がある	2	1	0
小さなことでも気にかかることが多い	2	1	0
自分の考えを他人に当てはめてしまうことがある	2	1	0
普段物静かだが追い込まれると感情にかられる	2	1	0
自分が予測できない事態になると不安になる	2	1	0
しゃべり方に抑揚がなく声が小さい	2	1	0
合計			点

[著者]
篠浦 伸禎（しのうら　のぶさだ）
都立駒込病院脳神経外科部長。1958年愛媛県生まれ。東京大学医学部卒業。東京大学医学部付属病院、国立国際医療センター等に脳神経外科医として勤務し、1992年東京大学医学部の医学博士を取得。同年、シンシナティ大学分子生物学部に3年間留学。帰国後、都立駒込病院に勤務。2009年より同病院脳神経外科部長を務める。
医療情報発信の場として「篠浦塾」を主催。また患者会、予防医療勉強会を含む和心統合医療事業部（S-BRAIN 脳活用度普及協会に属す）設立。
2015年『週刊現代』で「人として信頼できるがんの名医100人」に脳分野で唯一選ばれる。脳外科における覚醒下手術でトップクラスの実績。
著書に『脳腫瘍　機能温存のための治療と手術』主婦の友社、『人に向かわず天に向かえ』小学館、『新 脳にいい5つの習慣』株式会社YUKAZE、『統合医療の真実』きれい・ねっと、他多数。

[企画・編集協力]
中野 展子（なかの　のぶこ）
愛媛県松山市生まれ。早稲田大学社会科学部卒業。佛教大学大学院文学研究科修士課程終了。フリーライター・編集プランナーとして教養書・実用書の企画・執筆に携わる。
著書に、『年齢の話題事典』『老いの話題事典』『世界の祝祭日の事典』『梵字入門』以上東京堂出版、『唱えればかなう真言事典』国書刊行会、他多数。

脳の働きと免疫力

最強の食・体・脳の使い方

2022年2月15日　第1刷発行

著　者　篠浦伸禎

発行者　佐藤今朝夫

発行所　株式会社　国書刊行会
〒174-0056 東京都板橋区志村1-13-15
TEL 03(5970)7421　FAX 03(5970)7427
https://www.kokusho.co.jp

企画・編集協力　中野展子
制　作　永原秀信〈章友社〉
装丁・組版　西田久美〈Katzen House〉
印　刷　(株)エーヴィスシステムズ
製　本　(株)ブックアート

ISBN978-4-336-07288-7 C0040